essentials

essentials liefern aktuelles Wissen in konzentrierter Form. Die Essenz dessen, worauf es als „State-of-the-Art" in der gegenwärtigen Fachdiskussion oder in der Praxis ankommt. *essentials* informieren schnell, unkompliziert und verständlich

- als Einführung in ein aktuelles Thema aus Ihrem Fachgebiet
- als Einstieg in ein für Sie noch unbekanntes Themenfeld
- als Einblick, um zum Thema mitreden zu können

Die Bücher in elektronischer und gedruckter Form bringen das Expertenwissen von Springer-Fachautoren kompakt zur Darstellung. Sie sind besonders für die Nutzung als eBook auf Tablet-PCs, eBook-Readern und Smartphones geeignet. *essentials:* Wissensbausteine aus den Wirtschafts-, Sozial- und Geisteswissenschaften, aus Technik und Naturwissenschaften sowie aus Medizin, Psychologie und Gesundheitsberufen. Von renommierten Autoren aller Springer-Verlagsmarken.

Weitere Bände in der Reihe http://www.springer.com/series/13088

Walter Merkle

Chronischer Beckenbodenschmerz (CPPS)

Ein Update nach 20 Jahren klinischer Erfahrung

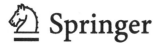 Springer

Walter Merkle
Wiesbaden, Deutschland

ISSN 2197-6708   ISSN 2197-6716   (electronic)
essentials
ISBN 978-3-658-26475-8   ISBN 978-3-658-26476-5   (eBook)
https://doi.org/10.1007/978-3-658-26476-5

Die Deutsche Nationalbibliothek verzeichnet diese Publikation in der Deutschen Nationalbibliografie; detaillierte bibliografische Daten sind im Internet über http://dnb.d-nb.de abrufbar.

Springer ist ein Imprint der eingetragenen Gesellschaft Springer Fachmedien Wiesbaden GmbH und ist ein Teil von Springer Nature
Die Anschrift der Gesellschaft ist: Abraham-Lincoln-Str. 46, 65189 Wiesbaden, Germany

Was Sie in diesem *essential* finden können

- Ursachen des CPPS
- Pathophysiologie des CPPS
- Effiziente und erfolgreiche Diagnostik des CPPS
- Interdisziplinarität des CPPS erkennen
- Therapieprinzipien des CPPS
- Fallbeispiele

Vorwort

Trotz des Erscheinens meines ersten Lehrbuchs zum Thema im Jahr 2003 stelle ich am Ende meines Berufslebens fest, dass es unverändert zahlreiche Patienten gibt, die an eben diesem Krankheitsbild leiden, aber leider immer noch als „Spinner" abgetan werden; oder, die unzureichend diagnostiziert und behandelt werden. Die Ärzteschaft muss dieses Krankheitsbild verstärkt beachten [1].

Dabei ist es relativ einfach, die Zusammenhänge zu verstehen, wenn man sich die Mühe macht, sich aus dem Umfeld der reinen Urologie zu lösen und zu verstehen, dass der Mensch aus mehreren Organen *und* seiner Psyche besteht, also mehr beinhaltet als das vorwiegend operativ ausgerichtete Fachgebiet glauben machen will. Deshalb habe ich in diesem Buch versucht, die Grundlagen nochmals präsent zu machen, aber auch auf Nachbardisziplinen aufmerksam zu machen, für die der Urologe mitdenken muss, um die Fachkollegen dann gezielt zur Mitarbeit beiziehen zu können.

Anders als vor etwa 20 Jahren gibt es nun auch zunehmend mehr wissenschaftliche Studien weltweit, gerade aus neuerer Zeit, die weitgehend das bestätigen, was ich bereits damals dargestellt hatte. Umso mehr erstaunt, dass es immer noch viele insuffizient diagnostizierte und behandelte CPPS-Patienten gibt. Auch aus diesem Grunde wurde es Zeit für ein systematisches Update.

Anders als im ersten Buch aus dem Jahr 2003 habe ich jetzt den Schwerpunkt auf die Urologie gesetzt, da sich in den letzten Jahren gezeigt hat, dass sie den Schwerpunkt der CPPS-Behandlungen trägt, jedoch folgerichtig den urologischen Zugangsweg zur den Nachbardisziplinen ergänzend beschrieben; weiterführende Einzelheiten hierzu lassen sich, immer noch ziemlich aktuell, leicht in diesem eben nicht überholten Lehrbuch nachlesen.

Betroffen – und das zeigte die jahrzehntelange Beschäftigung mit diesem Krankheitsbild – sind vor allem die Gastroenterologie und die Psychiatrie/Psychosomatik. Die anderen Nachbardisziplinen im Beckenboden müssen zwar immer wieder bedacht werden, aber sie sind doch erstaunlich selten bei Diagnostik und Therapie des CPPS schwerpunktmäßig wichtig. Das gilt sogar für die Gynäkologie, die vor allem bei psychischen Problemen, aber auch nach Operationen (vor allem Hysterektomie) auslösend sein kann; wie damit umzugehen ist, kann jedoch die Vorstellung in der Psychosomatik einerseits klären, andererseits ist das auslösende OP-Trauma einer Prostatektomie pathophysiologisch einer Hysterektomie ziemlich parallel zu begreifen. Das Thema Endometriose klammere ich wegen der besonderen, hormonellen Situation aus; jedoch sind die sekundären Schmerzen, die oft auch nach Behandlung der Endometriose bleiben, mit den in diesem Buch vorgestellten Techniken ebenfalls gut zu lindern bis zu beseitigen.

Essenziell ist auch bei der Therapie, sich vom Fachgebiet der Urologie zu lösen und sich interdisziplinär auf Empathie, Psychosomatik und Osteopathie sowie Biofeedbacktherapie einzulassen, um erfolgreich behandeln zu können. Mit den allein somatisch ausgerichteten urologischen Methoden lässt sich CPPS nicht suffizient behandeln. Dennoch bleibt das Fachgebiet der Urologie (in geringerem Maße auch die Gastroenterologie) das Hauptfeld, bei dem die Patienten sich melden und über ihre Probleme klagen. Wie man sie dechiffriert und von (symptomähnlichen) „Standarderkrankungen" des Fachgebiets unterscheiden lernt, wird nachfolgend beschrieben.

Das Buch befasst sich mit Pathophysiologie und Grundlagen, Diagnostik und Therapie. Zusätzlich finden sich Bezüge zu den Nachbardisziplinen aufgezeigt. Kapitel 7 fasst – quasi als Praxishilfe – zusammen, wie man schnell, effektiv und erfolgreich CPPS diagnostizieren und therapieren kann. Einige ausgewählte Fallbeispiele füge ich am Ende des Buches ebenfalls bei.

Ich danke an dieser Stelle dem Vorstand der DGU, mich dabei zu unterstützen, meine Erfahrung an die nächste Generation der urologischen Kolleginnen und Kollegen und der Nachbardisziplinen weitergeben zu können. Der Springer Verlag hat mir die Plattform dabei geschaffen, wofür ich ebenfalls dankbar bin. Den vielen „fleißigen Bienen" im Verlag, seien es die Organisation und das Lektorat, hier besonders Frau Dr. Schulz, sei es die sog. Herstellung etc., möchte ich, auch wenn sie formal namenslos bleiben, ein ganz ausdrückliches Dankeschön an dieser Stelle aussprechen.

Ich wünsche mir, dass infolge dieser Mühen der Buchherstellung diejenigen, die am meisten von diesem Buch profitieren werden, die Patientinnen und Patienten, dann bei „ihren" Urologen auf kundige Ärztinnen und Ärzte treffen werden, die ihr Problem erfolgreich werden lösen können.

Zwar habe ich dieses Buch vorwiegend für ärztliche Kolleginnen und Kollegen geschrieben. Dennoch habe ich mich um Verständlichkeit in der Weise bemüht, dass auch Betroffene und Laien daraus Nutzen ziehen können. Ich folge damit dem Wunsch meiner Patienten, die über mein erstes Buch den Weg zu mir gefunden hatten, auch für sie ein leichteres Lesen und (zumindest stellenweise) Verstehen zu ermöglichen. Denn ich gehe davon aus, dass auch dieses Update-Buch den Weg zu den Schmerzpatienten finden wird. Ihnen möchte ich deshalb entgegenkommen.

Meinen Fachkollegen, die sich eventuell daran stören könnten, möchte ich sagen: Salus aegroti suprema lex. Ein verständiger Patient ist ein „besserer" Patient – und leichter und erfolgreicher zu therapieren.

▶ **An dieser Stelle ein Hinweis** Da die Beschreibung der einzelnen Zusammenhänge und Maßnahmen schon kompliziert genug ist, habe ich mich dafür entschieden, die grammatikalisch männliche Wortform zu nehmen und die heutzutage übliche, aber die Sprechbarkeit leider störende Genderform … in/innen, z. B. bei Untersucher/in zu vermeiden. Dies bedeutet ausdrücklich keine Diskriminierung, sondern ist rein didaktisch zur Vereinfachung begründet. Etwaige Beschwerden von Leserinnen sind deshalb unbegründet. Mein Anliegen ist es, Kolleginnen und Kollegen so gut wie möglich zu informieren, damit sie in die Lage versetzt werden, ihren Patienten und Patientinnen bestmöglich zu helfen. Dazu ist Klarheit und Eindeutigkeit beim Lesen erforderlich. Danke für Ihr Verständnis, liebe Leserschaft.

Dr. Walter Merkle

Inhaltsverzeichnis

1 Einleitung.. 1

2 Pathophysiologie und Grundlagen 3
   2.1 Prävalenz 3
   2.2 Somatische Ursachen................................. 4
   2.3 Funktionelle Ursachen............................... 5
   2.4 Psychische Ursachen 12
   2.5 Sonderformen....................................... 14
   2.6 Zusammenfassung 15

3 Symptomatik des CPPS 17
   3.1 Anamneseerhebung 17
   3.2 Urologische Symptomatik............................. 19
   3.3 Gastroenterologische Symptomatik.................... 20
   3.4 Psychosomatik....................................... 21
   3.5 Schmerzlokalisation synoptisch...................... 21

4 Psychosomatik.. 23
   4.1 Grundsätzliches und Besonderes beim CPPS 23
   4.2 Wie entsteht Schmerz aus einem psychischen Ereignis?.......... 24

5 Beschreibung der Untersuchungstechniken.................. 29

6   **Befunde** 33
   6.1   Untersuchungsbefunde/-ergebnisse 33
   6.2   Weitere organische, urologische Befunde bei CPPS 35
   6.3   Fachspezifische Befunde anderer Fachgebiete
         (Gastroenterologie, Gynäkologie,
         Psychiatrie/Psychosomatik, Neurologie) 37
   6.4   Pathophysiologische Erklärung der Befunde und
         Anamneseangaben 38

7   **Therapiemaßnahmen** 43
   7.1   Therapieansatz 43
   7.2   Osteopathie 44
   7.3   Biofeedback 46
   7.4   Psychotherapie 48
   7.5   Medikamente 49
   7.6   Sonstige Maßnahmen 50

8   **Zusammenfassung** 51

9   **Fallbeispiele** 53
   9.1   Frau, Ende 30 53
   9.2   Frau, Anfang 20 54
   9.3   37 jährige Mutter mit zwei ADS-Kindern 55
   9.4   Mann, Mitte 30 55

Glossar 59

Literatur 63

Einleitung

1

Etwa 20 Jahre nach Erscheinen des Lehrbuchs: „Der chronische Beckenboden-schmerz – CPPS" sollen Zusammenhänge zwischen funktionellen Störungen und dem eigentlichen Schmerzgeschehen im Beckenboden dargestellt werden.

Es gibt, das bestätigen auch die Arbeiten der letzten 20 Jahre, drei prinzipielle Ursachen für CPPS, die hinter all den scheinbar unzusammenhängenden Symptomen und Versuchsdiagnosen stecken. Sie gilt es zu finden, denn dann ist die Therapie des CPPS relativ einfach und erfolgreich durchzuführen.

Zunächst muss man sich aber von der falschen Vorstellung lösen, dass alles irgendwie organisch erklärt werden könne. Dieser Ansatz führt auf einen Holzweg – diagnostisch und therapeutisch. Das wird nachfolgend gezeigt werden.

Auf der anderen Seite wissen wir, dass das Krankheitsbild komplex und bunt erscheint [2]. Trotzdem sind die scheinbar unzusammenhängenden Symptome die logische Folge eines tatsächlich einfach und regelhaft ablaufenden Krankheitsprozesses.

Prinzipiell gibt es nur drei Bereiche, die das Krankheitsbild beschreiben. Um das zu verstehen, muss man sich mit der Pathophysiologie des Krankheitsbildes beschäftigen. Die drei **Ursachen**wege sind:

- funktionelle Ursachen,
- psychosomatische, z. T. sogar psychiatrische Ursachen,
- somatisch ausgelöste und sich dann verselbstständigende Ursachen.

Wenn man diese Zusammenhänge verstanden hat, kann man sich zahlreiche, eigentlich alle Symptome und Befunde erklären und verstehen – und damit erfolgreich behandeln.

Dazu muss man sich – es sei nochmals betont – vom rein organischen Verstehensansatz lösen.

© Springer Fachmedien Wiesbaden GmbH, ein Teil von Springer Nature 2019
W. Merkle, *Chronischer Beckenbodenschmerz (CPPS)*, essentials,
https://doi.org/10.1007/978-3-658-26476-5_1

Pathophysiologie und Grundlagen

2

2.1 Prävalenz

Die Zahlen sind relativ dürftig. Vor etwa 20 Jahren ging man von ca. 15 bis 30 % der Frauen zwischen 18 und 50 Jahren aus, die unter einem CPPS leiden. CPPS wäre damit häufiger als eine bakterielle Prostatitis. Aktuell schwanken die Zahlen weltweit zwischen 2 und 24 %; in Dänemark wurde die Prävalenz mit 13,6 % der Frauen älter als 18 Jahre bestimmt [9]. Je länger die Symptomatik dauert, desto schwerer werden die Symptome [10]. Jedenfalls gehören CPPS und Sexuelle Dysfunktion zusammen [85].

Ein Problem der Zahlenerhebung wird evident, wenn man Arbeiten sieht wie in „Urology" noch im Jahr 2019 veröffentlicht, die nicht sauber zwischen Interstitieller Zystitis und myofaszialem Beckenschmerz unterscheidet [11]. (Das Problem ist alt, siehe [48].) Dabei haben IC und CPPS pathophysiologisch nichts miteinander zu tun. Zusätzlich schwierig wird die Situation dadurch, dass wohl nicht alle CPPS-Patienten zur Untersuchung kommen, sondern erst, wenn nicht-urologische Schmerzen die Symptomatik überlappen [12]. Außerdem scheint gelegentlich noch kein Konsens zu bestehen, wie CPPS diagnostiziert wird [13]. Die Schwere der Symptomatik scheint jedoch nicht altersabhängig zu sein [14].

Insofern ist eine verlässliche Berechnung der Prävalenz von CPPS in der Bevölkerung derzeit wohl nicht möglich. Jedenfalls ist CPPS nicht so selten, wie oft angenommen, aber zum Glück auch nicht so häufig wie befürchtet. Man muss bei Beckenbodensymptomatik deshalb grundsätzlich mit dieser Erkrankung rechnen und sie immer in die differenzialdiagnostischen Überlegungen einbeziehen, da sie insgesamt doch relativ häufig vorkommt.

© Springer Fachmedien Wiesbaden GmbH, ein Teil von Springer Nature 2019
W. Merkle, *Chronischer Beckenbodenschmerz (CPPS)*, essentials,
https://doi.org/10.1007/978-3-658-26476-5_2

2.2   Somatische Ursachen

Zunächst möchte ich mich mit den somatischen Ursachen befassen, da sie organorientierten Ärzten am leichtesten verständlich sind. Es geht hier um Verletzungen des Beckenbodens. In der Regel sind sie nicht akzidentell, z. B. durch einen Verkehrsunfall bedingt, sondern iatrogen veranlasst. Es handelt sich nämlich um Operationen im kleinen Becken, allen voran sind drei häufige Operationen zu nennen: Radikale Prostatektomie – Hysterektomie – Rektumexstirpation. (Geburtstraumata sind, gerade wenn sie zu Dammrissen führen, analog zu verstehen:)

Ihnen allen ist gemeinsam, dass sie ein erhebliches organisches Trauma im Beckenboden erzeugen – trotz bester und schonendster OP-Technik. Das gilt selbst für Techniken wie die Laparoskopie, denn spätestens wenn die Prostata, der Uterus, das Rektum präpariert werden müssen, verletzt der Operateur unvermeidlich die Intaktheit der Gefäß-Nerven-Struktur des kleinen Beckens und des Beckenbodens.

Dies führt zu Schmerzen. Das ist klar und unvermeidlich (vgl. [3]). Wieso reagiert aber nicht jeder Patient, jede Patientin nach Abheilung der OP-Maßnahme mit einem chronischen Schmerz? Es gibt hierzu mehrere Erklärungen. Zunächst ist das OP-Trauma individuell, abhängig vom Lokalbefund und der Erfahrung und Technik des OP-Teams; danach ist die Güte der postoperativen Schmerztherapie wichtig – je besser sie ist, desto früher lassen sich die Patienten mobilisieren, desto geringer ist der subjektiv empfundene OP-Schmerz; schließlich ist das rein subjektive Schmerzempfinden, also die psychische! Traumatisierung durch das OP-Ereignis wichtig. Je größer die Angst, desto größer ist das Risiko, dass nach Abheilung des eigentlichen OP-Traumas ein psychisches Trauma zurückbleibt, das zu chronischen Spannungszuständen in der Beckenbodenmuskulatur führt (vgl. auch Abb. 4.3). Diese Faktoren generieren letztlich den chronischen Schmerz, der organisch nicht mehr erklärt werden kann, der deshalb nicht mehr organisch-medikamentös (auch nicht mit Opiaten) beseitigt werden kann. Zu den Details s. u.

Postoperative Schmerztherapie
Ohne in die Details gehen zu wollen, mache sich jeder Operateur klar, dass er durch seine Maßnahme automatisch Schmerzen auslöst. Schmerzen sind jedoch subjektiv – was der eine Patient als „gering" einschätzt, empfindet der andere dagegen als „schwer/stark schmerzhaft". Deshalb ist die

Empfindung des Patienten die Benchmark, ob eine Standardschmerz-therapie nach OP ausreicht oder nicht, *nicht* jedoch die Einschätzung eines Arztes. Das Ziel ist Schmerzfreiheit, zumindest -armut nach einer OP.

Ein Rat aus 40 Jahren operativer Tätigkeit: Unmittelbar postoperativ verordne man eine organisierte, *regelmäßige* Schmerzmittelgabe am 1. und 2. Tag, durchaus unter großzügigem Einsatz von Opiaten, darunter erfolgt die Mobilisierung des Patienten. Ab dem 3. Tag folgt i. d. R. die Reduktion der regelmäßigen Dosierung (wenn möglich Ersatz der Opiate) unter Beachtung der Reaktion, dann folgt je nach Größe des OP-Traumas und der subjektiven Empfindung das Ausschleichen der Medikation bis zur Beendigung. Zusatzgaben dürfen vom Patienten angefordert werden, wenn die Grunddosierung – subjektiv! – nicht ausreichen sollte; Dosisbegrenzungen sind natürlich zu beachten.

Vermieden werden *muss,* dass Patienten nach Schmerzmittel hungern.

Die Angst der Ärzte vor einer effektiven Schmerzmittelgabe nach OP ist nicht tolerabel; die Angst vor dem Einsatz von Opiaten ist nicht gerechtfertigt. Sie machen nicht süchtig, wenn man sie auf die unmittelbar postoperative Phase begrenzt. (Die Beachtung von Kontraindikationen ist natürlich selbstverständlich, i. d. R. jedoch selten therapiebegrenzend.)

Mit diesem Schmerzmittelregime konnte der Autor verhindern, dass seine Patienten in eine Chronifizierung abglitten.

2.3 Funktionelle Ursachen

Sie sind die häufigsten Ursachen für die Entstehung eines CPPS, denn alle (!) Menschen machen diese auslösenden Fehler. Wenn sie gelegentlich erfolgen, bleiben sie folgenlos. Wenn sie dagegen „organisiert", also regelmäßig verübt werden, chronifizieren sie sich. Funktionell heißt also, durch eigenes Fehlverhalten hervorgerufen. Details folgen weiter unten.

Viele urologische Störungen beim Wasserlassen und Geschlechtsverkehr beruhen nicht auf einer organischen Störung, wie z. B. einer vergrößerten Prostata oder einem Harnwegsinfekt, sondern sind sog. „funktionell".

Funktionell in diesem Zusammenhang bedeutet auch, dass sich trotz der typischen Anamnese einer Dysurie (Schmerzen beim Wasserlassen, verzögerter Harnstrahl, Restharngefühl, Nachtropfen etc.) und trotz objektiver Befunde (pathologischer Uroflow, Restharnnachweis etc.) keine organischen Befunde als

Ursache finden lassen und organische Therapien nicht oder nur kurzfristig helfen (quasi placeboartig).

Wenn organische Befunde, wie z. B. eine vergrößerte Prostata, ein Harnwegsinfekt oder eine Harnröhrenenge, nicht nachweisbar sind, kommt man in der Regel relativ schnell zur Diagnose: „funktionellen Störung".

Besonders schwierig wird es allerdings, wenn z. B. neurologische Begleiterkrankungen vorliegen. Die bei diesen Krankheitsbildern sonst zuverlässige Methode der urodynamischen Untersuchung versagt nämlich in der Differenzialdiagnostik von neurologischen und „nur" funktionellen Störungen des Urogenitaltrakts. Im Urethradruckprofil dagegen kann man den deutlich erhöhten Urethraverschlussdruck erkennen (s. Abb. 2.1).

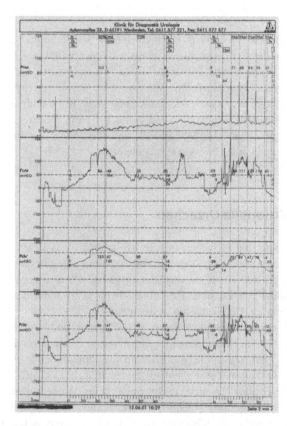

Abb. 2.1 Urethradruckprofil bei CPPS mit peakartiger Druckerhöhung

Problematisch wird es, wenn die eigentliche Ursache der Dysurie in der Tat „funktionell" ist, jedoch begleitet wird von mäßigen organischen Befunden. Deshalb ist es unabdingbar, eine gründliche Kenntnis von Anatomie, Physiologie und Neurologie des Beckenbodens (s. Abb. 2.2) zu haben, siehe Literaturverzeichnis hierzu.

Besonders bei Frauen kann es geschehen, dass im Spontanurin immer wieder (standorttypische!) Colibakterien gefunden werden, die zusammen mit der Dysurie als bakteriologischer Infekt fehlgedeutet werden; denn Verunreinigung des untersuchten Urins durch (standorttypische) Colibakterien auf den Labien der Frau, die der Bakteriologe korrekt feststellt, sind als klinische Fehldiagnose zu werten, weil bei einem nach Desinfektion durchgeführten Katheterurin in solchen Fällen ein steriler Urin trotz Dysurien nachweisbar ist. Es ist damit unmittelbar verständlich, dass solche Dysurien einer Antibiotikatherapie eben nicht zugänglich sind. Deshalb ist es essenziell, dass spätestens bei einer erfolglosen, probatorischen Antibiotikatherapie eines vermeintlichen Harnwegsinfekts die Diagnostik in der genannten korrekten Weise überprüft wird, um zur wahren Diagnose eines funktionellen Befundes zu kommen. Nur so lassen sich Fehldiagnose und -therapie verhindern.

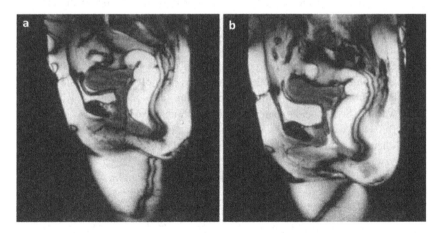

Abb. 2.2 Beckenboden-MRT vor (**a**) und nach (**b**) Therapie eines CPPS

Korrekte HWI-Diagnose bei Frauen

Bei sog. banalen Infekten reicht oft ein sog. Mittelstrahlurin aus, um Bakterien zu suchen und nachzuweisen. Der Nachweis einer Mikrohämaturie und Leukozyturie im sog. Stäbchentest reicht *nicht* aus.

Wenn nach einer Single-Shot-Therapie die Beschwerden bleibend (!) beseitigt sind, ist mehr als eine Mittelstrahluntersuchung nicht notwendig. Wenn jedoch ein Rezidiv auftritt, Schmerzen trotz Normalisierung bleiben, Fieber vorhanden ist, dann *muss* eine korrekte Urindiagnostik erfolgen, d. h. mittels Katheterurinentnahme nach Desinfektion (ich weiß, dass das Geld kostet und von den GKV nicht erstattet wird – aber trotzdem ist diese Technik bei dieser Befundlage essenziell zur Vermeidung von Fehldiagnosen). Dieser ist dann innerhalb kürzester Zeit nach allen Regeln der Bakteriologie zu untersuchen, einschließlich Resistenztestung. So entdeckt man Problemkeime und kann seine Therapie anpassen. Gerade in Zeiten zunehmender Antibiotikaresistenz ist dieses Vorgehen wichtig; ein blinder Therapieversuch fördert nur die Resistenzentwicklung infolge unnötigen Antibiotikaeinsatzes.

Zu beachten ist dabei auch, ob sog. STD-Keime (am häufigsten sind dies derzeit Ureaplasmen) vorhanden sind. Sie entgehen der normalen bakteriologischen Untersuchung, weil sie vier Besonderheiten aufweisen:

- Sie erfordern Spezialnährböden für die Anzucht (dadurch Vermeidung falsch-negativer Befunde!)
- Sie müssen möglichst körperwarm (also sofort nach Urin-/Abstrichentnahme) auf das kulturelle Nährmedium geimpft werden, da sie sehr empfindlich sind für kühle Temperaturen (also nicht mehr Körperwärme). So vermeidet man ebenfalls falsch-negative Befunde.
- Bei Nachweis von STD-Keimen muss eine Partneruntersuchung und -therapie parallel erfolgen, um sog. Ping-Pong-Infekte zu vermeiden bzw. zu unterbrechen.
- Die antibiotische Therapie erfordert spezielle Antibiotika wie z. B. Chinolone etc.

Man wundert sich oft, wie viele STD-Infekte bei Beachtung dieser Besonderheiten diagnostizierbar und erfolgreich behandelbar sind.

Chronische Infekte jedenfalls müssen vermieden werden, weil auch sie eine Quelle für CPPS sein können.

Wenn bei funktioneller Ursache der Beschwerden z. B. eine Operation zur Resektion eines Prostataadenoms als vermeintlicher Ursache durchgeführt wird, jedoch in Wahrheit eine funktionelle Ursache zugrunde liegt, werden sich meist nach etwa einem Monat trotz technisch korrekt durchgeführter Operation die Symptome wieder einstellen. Der Reflex, dann von einer unvollständigen TUR-P bzw. Laser-OP auszugehen und nachzuresezieren, ist nur nach objektivem Nachweis von meist apikalem Restmaterial statthaft. Das kommt jedoch bei erfahrenen Resekteuren fast nie vor, sodass es bei Symptompersistenz erforderlich ist, funktionelle Ursachen abzuklären bis hin zum CPPS.

Selbstverständlich muss man in einem solchen Fall prüfen, ob die OP wirklich korrekt durchgeführt wurde oder sich eine Komplikation (z. B. Harnröhrenstriktur nach OP) eingestellt hat. Aber wenn diese Dinge ausscheiden, hat man organisch therapiert – aber eben eine funktionelle Störung, die einer Operation nicht zugänglich ist.

Deshalb ist es unabdingbar, vor JEDER Operation am Harntrakt eine Sicherheitsprüfung auf zugrunde liegende funktionelle Dysurien durchzuführen, um fehlindizierte OP's zu vermeiden.

Bei Patienten mit einer neurologischen Grunderkrankung muss nicht nota bene diese die Ursache der Miktionsstörung sein; es ist ohne Weiteres möglich, dass der Urogenitaltrakt neurologisch intakt ist, jedoch die Begleitumstände des neurologischen Krankheitsbildes zu Verhaltensänderungen führen, auf die die Blase bzw. der gesamte Beckenboden mit typischen funktionellen Störungen reagieren. Ein „zweiter Blick" auf die offensichtliche Störung ist deshalb immer unabdingbar! Man kann sich dabei nicht auf reine Organbefunde stützen, sondern muss grundsätzlich auch Funktionelles bedenken. Besonders bei psychisch „auffälligen" Patienten sollte man mit operativen Maßnahmen zurückhaltend sein, da sie – selbst bei korrekter Indikation (z. B. obstruierende BPH zur TUR-P) – postoperativ aufgrund der psychischen Beeinträchtigung den postoperativen Heilungsverlauf durch Fehlverhalten negativ beeinflussen können.

Funktionelle Miktionsstörungen sind nicht selten Vorläufer des CPPS. Deshalb lohnt es sich immer, auch bei scheinbar klaren organischen Fällen eine funktionelle Ursache auszuschließen; immerhin ist gerade der Urogenitaltrakt für somatopsychische Krankheitsbilder anfällig.

Typische Merkmale und Ursachen einer funktionellen Miktionsstörung
Viele fleißige Menschen – beiderlei Geschlechts (!) – haben so viel zu tun, dass sie meinen, schlicht keine Zeit zu haben, auf die Toilette gehen zu können. Oder sie mögen es einfach nicht tun. Am häufigsten passiert das bei der Arbeit. Das ist ein klassisches Phänomen unserer modernen Arbeitswelt.

▶ **Merksatz** Der Cashflow der Firma wird wichtiger genommen als der Uroflow der eigenen Blase.

Dieses Einhaltephänomen kennen viele Berufsgruppen, z. B. Omnibusfahrer, Richter, Banker, Chirurgen, Verkäuferinnen. Ganz häufig betroffen sind leitende Angestellte und Vorstände. Deshalb lohnt es sich also, bei Dysurie eine kurze Berufsanamnese durchzuführen und nach dem persönlichen Miktions-/Einhalteverhalten zu fragen. Eine Zeit lang macht die Blase das nämlich mit. Dann dekompensiert sie.

Das Phänomen ist als sog. „Lazy bladder" (ICD: N 31.82) durchaus bekannt. Die Ursache wird aber meist nicht nachgefragt. (Anmerkung: Nicht die Blase ist lazy, also faul, sondern der Träger der Blase.) Schließlich entsteht Restharn, der auf Dauer die Voraussetzung für chronische Harnwegsinfekte ist. Eine alleinige Antibiotikatherapie ohne Behandlung der Ursache der Lazy bladder ist dann unwirksam.

Beispiele gewohnheitsmäßigen Miktionsfehlverhaltens
Richter
Während einer Verhandlung sollte die Aufmerksamkeit dem Verfahren gehören, die Toilette nicht aufgesucht werden.

Verkäufer
Es kommt immer der nächste Kunde, der etwas möchte; das Ladengeschäft sollte nicht verlassen werden; vor allem in kleinen Boutiquen mit wenig Personal und fehlender Toilette ein Problem. (Anmerkung: Besonders Verkäuferinnen leiden unter therapieresistenten Harnwegsinfekten infolge einer habituellen Lazy bladder mit Restharnbildung; diese muss zusätzlich zur Antibiotikagabe behandelt werden.)

Busfahrer
Betroffen sind vor allem Busfahrer der öffentlichen Verkehrsbetriebe; sie können zwischen den Endhaltestellen nicht für einen Toilettengang anhalten, aber auch Fernfahrer unter Termindruck haben ggf. ein Problem.

Chirurgen
Während einer Operation ist der Besuch der Toilette nicht möglich.

Banker
Viele Sitzungen, viele Verhandlungen, die selten unterbrochen werden.

Geschäftsführer/leitende Angestellte/Vorstände
Viele Termine, hoher Zeitdruck; der Toilettengang wird als Zeitverschwendung angesehen und möglichst unterbunden.
  Es gibt zahlreiche weitere Beispiele, die jedoch alle mehr oder weniger dem gleichen Schema folgen: Keine Zeit/Gelegenheit, beim entstandenen Harndrang auf die Toilette gehen zu können.
  Für alle unter beruflichen Zwängen ein **Tipp:** *Immer* vor *Betreten des Gerichtssaal auf die Toilette gehen,* vor *einer Sitzung in der Bank, in den Pausen an der Endhaltestelle des Busses bzw. als Verkäuferin – etc.: Sie alle müssen – können aber auch – ihre Toilettenpausen organisieren; mäßiges/gleichmäßiges Trinken gehört dazu (ca. 100 ml/Std. als Richtwert, normale Temperaturen vorausgesetzt.)*

Die vorgenannte Lazy bladder mit Folgestörungen, z. B. für den oberen Harntrakt (Stauung), ist nur eine mögliche Folgeerkrankung habituell-funktioneller Störungen. Auch diese Symptome können gemeinsam miteinander auftreten.

• Chronische Harnwegsinfekte (deshalb ist eine korrekte Diagnostik – s. o. – so wichtig)
• Beckenbodenschmerz (CPPS)
• Sekundärer Rückenschmerz
• Darmfunktionsstörung (oft als „Reizdarm" fehl-diagnostiziert)
• Erektionsstörung
• Schmerzen beim Geschlechtsverkehr
• Kranio-sakrale Fehlfunktion bis hin zum Tragen einer Beißschiene (vgl. Abb. 6.1)
• Etc.

Nicht verwechselt werden dürfen die vorgenannten funktionellen Störungen mit Prostatodynie und Reizblase. *Prostatodynie* heißt „schmerzhafte Prostata". Da sie selbst nicht mit Schmerzrezeptoren versehen ist, kann sie selbst nicht schmerzen. Was ggf. weh tut bei z. B. einer bakteriellen Prostatitis sind die Kapselspannung und die entzündliche Infiltration der Umgebung, wo es sehr wohl Schmerzrezeptoren gibt, die aber etwas anderes „melden", was dann fälschlicherweise der Prostata zugeordnet wird. Das Wort selbst zeigt also ein fehlendes Verständnis für die Pathophysiologie.

Reizblase ist eine grobe Umschreibung eines Zustands, bei dem aufgrund einer Erkrankung der Harndrang deutlich häufiger verspürt wird als üblicherweise. Die Ursachenlage ist aber so vielfältig für diese Symptomatik, dass das Wort sich selbst ad absurdum führt, weil es nur deskriptiv beschreibt – hinter dieser „Reizung" verbergen sich z. B. so unterschiedliche Krankheiten wie eine neurogene autonome Blasenfunktionsstörung, ein Harnwegsinfekt, eine subvesikale Obstruktion, ein Blasenstein etc. – und auch ggf. ein CPPS. *Beide Worte beschreiben also nur, sind jedoch keine Diagnosen.*

2.4   Psychische Ursachen

Diese sind für Urologen und andere vorwiegend organisch ausgerichtete Ärztinnen und Ärzte unbedingt zu bedenken und i. d. R. mit einem darin erfahrenen Psychiater/Psychosomatiker zu besprechen.

Ist das vorgenannte Fehlerverhalten, nicht auf die Toilette zu gehen, nämlich nur selten psychopathologisch als Teil einer Zwangsstörung zu erklären, gibt es jedoch schwere psychische Traumata, die (leider) nicht selten eine Ursache des CPPS darstellen. Es muss – einfühlsam – danach gefragt werden, wenn der Verdacht auf ein CPPS naheliegt oder schon feststeht:

- Missbrauch
- Vergewaltigung
- Mobbing
- Misshandlung

Was ist allen diesen schweren psychischen Traumata immanent? Sie führen in der Regel zu einem sog. Vermeidungsverhalten. Um der Penetration des Beckenbodens Widerstand entgegenzusetzen, werden die Pobacken (von Frauen, aber auch von Männern beim Analverkehr) maximal zusammengekniffen. Das verhindert zwar nicht die Misshandlung, aber so ist die unterbewusste Reaktionsweise der Anspannung. Das ist die typisch-bekannte Analogie: Schläge aller Art werden weniger schmerzhaft empfunden, wenn die „passende" Muskulatur maximal angespannt wird. Das ist bei Schlägen so, das ist auch bei Auffahrunfällen so etc.

Im Beckenboden chronifiziert sich bei wiederholtem Missbrauch diese Spannungsreaktion. Nach Vergewaltigung bleibt das psychische Trauma oft lebenslang präsent und führt zu Körperspannungserhöhung, gerade auch im Beckenboden. Flash-backs reaktivieren diese Spannung weiter.

Leider ist es so, dass Missbrauch und Vergewaltigung beide Geschlechter betreffen. Das muss man als Arzt wissen, um z. B. Männer nicht von dieser Verdachtsdiagnose auszuschließen. Misshandlung wirkt analog – ebenfalls über eine Spannungserhöhung der Muskulatur.

Zur Parallelität von „Fibromyalgie" und CPPS vgl. [2, 3].

Mobbing ist zunächst kein Ereignis, das direkt mit dem Beckenboden zusammenzuhängen scheint. Dies ist jedoch nicht richtig. Der Volksmund stellt diesen Zusammenhang in einer derb formulierten Weise – korrekt – zusammen. Wenn man psychisch belastet ist und nicht ausweichen kann, dann „muss man da durch und die Arschbacken zusammenkneifen".

Genau das führt dann nicht selten auf Dauer bei fehlender Lösung des zugrunde liegenden Konflikts zu einer dauerhaften Tonuserhöhung der Beckenbodenmuskulatur, die eben das organische Korrelat der CPPS ist – und auch anderer Muskelregionen, was dann als „Fibromyalgie" bezeichnet wird.

Wenn eine der genannten Möglichkeiten eines psychischen Traumas vorliegen könnte – man muss das bei CPPS-Verdacht grundsätzlich bedenken und anamnestisch erfragen –, ist für einen Organmediziner grundsätzlich das Psychiatrische Consil Pflicht. Wenn der Anfangsverdacht dabei bestätigt wird, muss die Therapie grundsätzlich organisch *und* psychisch erfolgen, um erfolgreich werden zu können. Dabei sei nicht vergessen, dass auch eine Psychotherapie beim CPPS nicht dauerhaft erfolgreich ist, wenn sie meint, auf die korrekte Behandlung der somatischen Zustände verzichten zu können. Nur die Zusammenarbeit der Disziplinen gewährleistet den Erfolg. Zur Therapie s. u.

Aggression betrifft beide Geschlechter
Von Vergewaltigung sind bevorzugt Frauen betroffen – aber auch Männer können betroffen sein.
Nach Vergewaltigung zeigen (weibliche) Opfer achtmal öfter CPPS und 3,7-mal öfter Zähneknirschen als nicht betroffene Frauen; aber es ließ sich erstaunlicherweise in dieser Studie kein Zusammenhang mit Rücken- oder Kopfschmerzen zeigen (p < 0,005 [7]).
Patientinnen berichten außerdem primär über „rezidivierende HWI" oder chronische Stuhlgangprobleme [8] – Fazit: Wenn diese rezidivieren, gezielt nach CPPS und Missbrauch bzw. Vergewaltigung fragen! Vgl. eines der u. g. Fallbeispiele.
Männer sind dagegen vor allem durch Mobbing und hohen Arbeitsdruck betroffen. Auch unter Frauen findet sich das leider.

2.5   Sonderformen

Chronische Harnwegsinfekte, die nicht richtig diagnostiziert und behandelt werden, führen zu ständigem Harndrang, dem Frauen nicht selten mit Kneifen des Beckenbodens zu begegnen versuchen. Dass spätestens jetzt mit der o. g. korrekten Infektfeststellung reagiert werden muss, versteht sich von selbst.

Bei Männern ist als Sonderform die *sog. chronische Prostatitis* zu verstehen. Jedoch – sie *ist KEIN Synonym für CPPS*.

Auch wenn ältere Literatur (vergl. [46]) CPPS als chronische abakterielle Prostatitis oder Prostatodynie bezeichnet, ist dies falsch. Wie das Literaturverzeichnis bestätigt, hält sich dieser Irrtum leider hartnäckig. Allein die banale Tatsache, dass Frauen keine Prostata besitzen, jedoch die gleiche Schmerzsymptomatik im Beckenboden aufweisen können wie Männer, führt diese Bezeichnung ad absurdum. Siehe auch die EAU-Guideline von 2017 [47].

Dennoch sei nicht vergessen, dass es chronische bakterielle Prostatitiden gibt, die nicht korrekt diagnostiziert und behandelt werden. Ich möchte nur folgende Punkte hier erwähnen, die bei der Abklärung zu beachten sind:

- Ausschluss einer STD-Prostatitis. Hierzu ist möglichst körperwarmes Ejakulat entsprechend auf Spezialnährböden zu untersuchen.
- Partnerkontrolle und Therapie

- Ausschluss von Analverkehr als rezidivierender Ursache
- Ausschluss eine Rektumerkrankung (z. B. Colitis, Fistel etc.)
- Chronischer (unbehandelter) Restharn

Auch Männer reagieren auf diese ungelöste entzündliche Situation mit Kneifen des Beckenbodens bis hin zum CPPS. Aber diese Situation ist vergleichsweise selten Auslöser eines CPPS.

Zwar findet man z. B. bei manchen CPPS-Patienten durchaus die immunologische Entzündungskaskade mit NFκB [4] etc. Das ist aber nur der Hinweis, dass Miktionsstörungen (s. u. und [5]), wie sie beim CPPS vorkommen, einen negativen, d. h. Entzündungen auslösenden Effekt auf die Prostata haben können (z. B. infolge Restharnbildung. Er ist korrekt zu diagnostizieren und zu therapieren.) Aber nur wenn danach die Ausgangssymptomatik vollständig beseitigt ist, war die (bakterielle) Entzündung Schmerzauslöser. Das geschieht jedoch i. d. R. nur bei akuter Prostatitis. Wenn sich die Schmerzsymptomatik wenig oder gar nicht ändert, muss weiter nach CPPS gesucht und entsprechend verfahren werden. Eine gute Zusammenfassung dazu findet sich in der Literatur [6].

Außerdem – in der Farbduplex-Transrektalsonographie lässt sich eine fokale bzw. generalisierte Prostatitis mit einem positiven Durchblutungsbefund gut erkennen, denn ein CPPS geht dagegen mit einem nur geringen Durchblutungsbefund einher. Dies ist differenzialdiagnostisch zu beachten. Selbst bei (falsch) negativer Ejakulatkultur ist dieser TRUS-Befund differenzialdiagnostisch wegweisend.

2.6 Zusammenfassung

Allen vorgenannten Situationen ist eines gemeinsam, auch wenn die zugrunde liegenden Ursachen scheinbar nicht zusammenzupassen scheinen: Grundsätzlich ist der Beckenbodenmuskeltonus erhöht bis hin zu einem Dauertonus, der sich sogar bildgebend nachweisen lässt (vgl. Abb. 2.1 und 2.2).

Dieser chronisch erhöhte Tonus erzeugt einen schmerzhaften „Muskelkater". Die Folge sind Miktionsstörungen, Rückenschmerzen, Zähneknirschen, Schmerzen beim Geschlechtsverkehr, Stuhlgangprobleme etc. Die Zusammenhänge werden nachfolgend bei der Besprechung der einzelnen Punkte und der Pathophysiologie erläutert.

Ein Rat Das Beschwerdebild von CPPS-Patienten folgt dieser Grundbedingung. Die häufigsten Dinge werden im Buch beschrieben. Jedoch mache man sich immer klar, dass Menschen individuell auch auf die gleiche Grundsituation reagieren können; gerade für Schmerzpatienten gilt dies. Deshalb muss man sich als Diagnostiker immer fragen, ob die ungewöhnliche Symptomatik, der ungewöhnliche Befund ein Ausschlusskriterium darstellt oder durch Nachdenken über pathophysiologische Grundgegebenheiten des menschlichen Krankheitsgeschehens doch erklärt werden können. Das gilt ganz allgemein, aber besonders beim CPPS. Auf diese Weise ist das hier im Buch vorgestellte Wissen in 20 Jahren gewachsen und hat sich zu einem stimmigen Bild zusammengefügt.

Symptomatik des CPPS 3

Entscheidend ist diese Feststellung: Es gibt beim CPPS nicht nur urologische Beschwerden, sondern auch zahlreiche Symptome aus Nachbardisziplinen, die zu beachten und zu erkennen sind.

Kurz: Psychosoziale, organische und Spannungsphänomene sind fast immer miteinander vergesellschaftet [29] und generieren ein buntes Symptombild. Im Einzelnen wird dies in den folgenden Abschnitten gezeigt.

3.1 Anamneseerhebung

Zunächst berichten die Patienten diffus über „Schmerzen". Damit kommt man nicht weiter, sondern man muss als Arzt gezielt nachfragen und präzise Antworten einfordern. Dabei muss man die Symptome abfragen, soweit sie nicht spontan berichtet werden; man muss aber auch die Zusammenhänge, s. o., kennen und gezielt auch danach fragen.

Diese Fragekomplexe sind zu erörtern:

- Urologische Symptome
- Gastroenterologische Symptome
- Psychische Symptome (siehe Abschn. 3.3 zu den psychischen Hintergründen)
- Rückenschmerzen und Zähneknirschen (ggf. mit Beißschiene)
- Frühere Psychotherapie

Folgende Fragen gehören dazu:

- Wo wird der Schmerz hauptsächlich empfunden?

© Springer Fachmedien Wiesbaden GmbH, ein Teil von Springer Nature 2019   17
W. Merkle, *Chronischer Beckenbodenschmerz (CPPS), essentials,*
https://doi.org/10.1007/978-3-658-26476-5_3

- Wie wird er empfunden?
- Wodurch wird er ausgelöst bzw. gebessert?
- Wann begannen die Schmerzen? Gibt es ein auslösendes Ereignis?

▶ **Tipp** Je präziser die Angabe, gar mit einem Datum, ist, desto höher
ist die Wahrscheinlichkeit eines auslösenden „aversiven" Geschehens,
wie z. B. Missbrauch bzw. Vergewaltigung.

- Bestehen Rücken/Schulterschmerzen?
- Besteht Zähneknirschen/wird eine Beißschiene getragen?
- Bestehen Schmerzen nach längerem Sitzen, vor allem auf härteren Stühlen?
- Bestehen dysurische Beschwerden?
- Bestehen Defäkationsstörungen, ggf. mit Wechsel von Durchfall und Verstop-
  fung? Ist der Stuhlgang schmerzhaft? Bestanden schon Analfissuren? Gab es
  eine Hämorrhoidenbehandlung?
- Gibt es Schmerzen bei/nach dem Geschlechtsverkehr? Wird er deshalb mög-
  lichst vermieden? Kam es schon mal zu Verletzungen beim Geschlechtsver-
  kehr?
- Gibt es Störungen/Probleme im Arbeits- und/oder Lebensumfeld, die psychisch belasten?

Eine weitere Auswahl zusätzlich zu stellender Fragen kann hilfreich sein:
- Halten Sie oft Urin/Stuhlgang ein?
- Kneifen Sie oft die Pobacken zusammen?
- Ist beim Geschlechtsverkehr das Einführen des Penis schmerzhaft?
- Haben Sie Schmerzen vor allem nach dem Geschlechtsverkehr?
- Treten Rückenschmerzen und Unterbauchschmerzen gemeinsam auf?
- Helfen Schmerzmittel trotz Einnahme nicht?
- Ist Wärme hilfreicher als Medikamente?
- Helfen Massage, Yoga etc.?
- Haben Sie Probleme am Arbeitsplatz?
- Haben Sie Probleme in der Ehe/Partnerschaft?
- Haben Sie schon „alles" versucht, aber erfolglos?

Frageziele sind:

- DD diffuses CPPS vs. Spezifische Organursache
- Findet sich die Typische Symptomtrias des CPPS?
- Gibt es Hinweise auf eine Psychosomatische Ursache?
- Gibt es Hinweise auf eine Verhaltensbedingtheit?

(Entnommen aus dem Fragekatalog von „close2real.training"; dabei handelt es sich um Trainingskurse mit simulierten Patienten).

Hilfreich ist auch die Frage nach bisherigen, ggf. frustranen Therapien. Teilweise berichten die Patienten, dass sie „schon alles versucht" hätten, aber ohne Erfolg oder nie anhaltend. Das gilt auch für Massage, Yoga etc. Auch über die i. d. R. nicht wirklich greifende Wirkung von Schmerzmitteln wird berichtet. Wichtig ist auch die Frage nach dem Beruf und dem täglichen Verhalten. Siehe hierzu den Kasten bzgl. der Berufsbesonderheiten, die ein Fehlverhalten geradezu provozieren.

Probleme in Ehe/Partnerschaft finden sich bei CPPS-Patienten ebenfalls, vor allem, wenn sie dauerhaft belasten. Darüberhinaus muss man nach „Ereignissen" in der Kindheit und Jugend fragen bzw. durch einen erfahrenen Psychiater fragen lassen; vgl. Abschn. 3.4.

3.2 Urologische Symptomatik

Ganz allgemein berichten die Patienten über dysurische Beschwerden.

Besonders gehören dazu Pollakisurie, imperativer Harndrang, Restharngefühl, Nykturie, brennende Schmerzen bei Beginn der Miktion, aber auch am Ende und nachklingend.

Das erinnert stark an die Symptomatik einer bakteriellen Prostatitis bzw. eines Harnwegsinfektes, wodurch das Missverständnis verständlich wird; dennoch handelt es sich beim CPPS um ein *nicht*-entzündliches Krankheitsgeschehen.

Ferner berichten die Männer über Schmerzen beim, vor allem nach (!) dem Geschlechtsverkehr und Orgasmus, der oft brennend erlebt wird.

Frauen dagegen haben einerseits einen brennenden Schmerz im Unterbauch bei der Penetration des Penis des Partners; sie haben das Gefühl, „aufgedehnt" zu werden. Andererseits kann es auch zu einem krampfartigen bzw. brennenden Gefühl nach Ende des Verkehrs kommen, der einige Zeit anhält.

Beide Geschlechter vermeiden deshalb früher oder später den Geschlechtsverkehr wegen der Schmerzen bzw. reduzieren ihn.

3.3 Gastroenterologische Symptomatik

Typisch für CPPS-Patienten, die eine Darmsymptomatik entwickeln, ist der Wechsel zwischen Verstopfung und Durchfall. Eine reine Reizdarmsymptomatik ist eher selten. Die Koinzidenz von CPPS und Reizdarmsymptomatik [16] bzw. chronischer Obstipation [17] wurde kürzlich bestätigt.

Erklärbar ist sie dadurch, dass die Darmentleerung be-/verhindert wird durch das Kneifen des Beckenbodens. Dadurch entsteht Verstopfung, z. T. tagelang, ähnlich einem paralytischen Ileus. Da der Darminhalt gärt, verflüssigt er sich teilweise, wodurch dann eine Art Reizdarmsituation entsteht mit imperativem Stuhldrang, Winden und sogar Stuhlverlust, worauf das „Spiel" von Neuem beginnt.

Wenn Stuhlgang geplant abgesetzt werden kann, entsteht auch hierbei ein brennendes Gefühl.

Gastroenterologische und urologische Symptomatik ähneln sich also [15].

Inwieweit dieser „Reizdarm" eine organische, eine psychosomatische oder eine gemischte Störung darstellt, wird derzeit sogar von den Krankenkassen diskutiert [18].

Interessant ist dabei, dass eine Coloskopie Schmerzen auslösen kann. Wenn man bedenkt, dass eine Dehnung des Analsphinkters zum Einführen des Instruments notwendig ist, versteht man das unmittelbar [89]. Man sollte also auf die Coloskopie ohne strenge Indikation verzichten.

Problematisch kann das bei Morbus Crohn werden, denn diese Untersuchung ist dort durchaus indiziert; es kann jedoch sogar zu Gefahrensituationen bei der Kombination von M. Crohn und CPPS kommen [90].

Inwieweit neuere Erkenntnisse über die Rezeptorenaktivierung beim Reizdarm therapieführend werden [91], bleibt abzuwarten.

Dass Hypnose helfen könne, wurde kürzlich untersucht; verständlich wäre es, wenn man den muskelrelaxierenden Effekt einer Hypnose berücksichtigt; der Effekt wäre im Umkehrschluss der Hinweis, dass Reizdarm und Beckenbodendysfunktion beim CPPS vergesellschaftet sein können [92].

3.4 Psychosomatik

Dass ein chronischer Schmerz früher oder später zu erkennbaren psychischen Beeinträchtigung führt, ist allgemein bekannt. Das gilt auch für CPPS [19]. Andere Autoren kommen dagegen zum Schluss, dass CPPS eine psychosomatische Störung sei, die die Muskulaturspannung verändere [20, 22]. Spontane Stimmungsschwankungen und eingeschränktes Gesellschaftsleben gehören ebenfalls zum CPPS [21]. Richtig ist jedoch beides.

Es ist deshalb evident, dass man auch als „Organmediziner" im Laufe des Anamnesegesprächs psychische Symptome erfährt. Im Rahmen der Abklärung muss man auch gezielt danach fragen.

Ob die psychische Veränderung primär oder sekundär ist, muss letztlich der Fachmann entscheiden. Für Einzelheiten sei auf Kap. 4 verwiesen.

3.5 Schmerzlokalisation synoptisch

Aus den Ergebnissen einer eigenen Studie ließen sich folgende Erkenntnisse ziehen:

Die Patienten berichteten über mehrere Schmerzlokalisationen, 2/3 in der rechten Leiste, 2/3 auch im Unterbauch. Ferner werden Schmerz in den Hoden, im Perineum und in der Harnröhre berichtet.

Begleitende Rückenschmerzen, entweder spontan oder auf Nachfrage, werden ebenfalls in 2/3 der Fälle angegeben.

Dagegen haben die Patienten dieser Studie nur in etwa einem Drittel über Urgesymptomatik geklagt.

Zähneknirschen findet sich bei der Hälfte der Patienten, häufig wird dabei über das Tragen einer sog. Beißschiene berichtet.

Der Reizdarmsymptomatik kommt man dagegen nur auf die Spur, wenn man gezielt nachfragt; bei Verdacht ist ein gastroenterologisches Consil zwingend, um organische Symptomursachen erkennen und von den begleitenden funktionellen Beschwerden unterscheiden zu können.

Psychosomatik

4

4.1 Grundsätzliches und Besonderes beim CPPS

Die Psychosomatik ist ein Kernpunkt der Diagnose, der Diagnostik und der Therapie des CPPS.

Zwar – nicht jedes CPPS hat einen psychosomatischen Hintergrund, jedoch führt CPPS aufgrund der Chronizität früher oder später zu einer Psychopathologie, die behandlungspflichtig ist.

Die psychogenen Ursachen hängen i. d. R. mit einer Traumatisierung zusammen. Das muss kein Kriegsereignis sein [23], jedoch ist die Symptomatik zwischen „Entzündung" und CPPS ähnlich mit gegenseitiger Triggerung [24].

Viel häufiger – leider – ist der Zusammenhang zu einem Individualtrauma wie Vergewaltigung oder (früh-)kindlichem Missbrauch [25]. Die typischen somatischen Beschwerden sind Reizdarm, Dysurie, Vulvodynie, CPPS; es besteht ein komorbides Symptombild. Überhaupt ist das Krankheitsbild, das dem Arzt präsentiert wird, bunt [26]. Gerade die frühkindlichen Misshandlungen triggern CPPS [27]. Eine depressiv-ängstliche Psyche findet sich relativ oft [28].

Es ist sogar möglich, dass nach Missbrauch und Vergewaltigung die psychische und körperliche Beeinträchtigung bei Frauen höher ist als nach einer chirurgischen Maßnahme [31]. Dass diese Problematik von Vergewaltigung und Missbrauch in unserer Gesellschaft nicht selten ist, zeigen die jüngsten Fälle, die an die Öffentlichkeit gekommen sind und in den Medien verbreitet wurden. Die Dunkelziffer dürfte allerdings hoch sein. Insofern mag die echte Prävalenz höher sein als weiter oben beschrieben (Abschn. 2.1), wenn sich in Zukunft mehr Opfer trauen, sich zu outen.

© Springer Fachmedien Wiesbaden GmbH, ein Teil von Springer Nature 2019
W. Merkle, *Chronischer Beckenbodenschmerz (CPPS)*, essentials,
https://doi.org/10.1007/978-3-658-26476-5_4

4.2   Wie entsteht Schmerz aus einem psychischen Ereignis?

Oft ist es schwer verständlich, wie ein (meist kurz dauerndes) aversives Ereignis dauerhafte körperliche Beschwerden hervorrufen kann, die z. T. auch noch klassisch-organischen Symptomen ähneln. Bei wiederholten Ereignissen ist das schon leichter verständlich. Die psychosomatische Reaktionskette wird nachfolgend erklärt.

Vorweg sei erwähnt, dass Missbrauch und Vergewaltigung mit körperlichen Verletzungen einhergehen können, die per se Schmerzen auslösen. Hierzu gilt, dass das Ausmaß und die Lokalisation dann das Schmerzgeschehen steuern. Es im akuten Fall zu behandeln, folgt dem, was ich oben zu chirurgischen Traumata geschrieben habe. Danach muss man die „Zweitverletzung" der Psyche/Seele unbedingt therapieren. Am besten erfolgt dies zeitgleich.

Die körperliche Verletzung tritt aber nicht bei allen Missbrauch- und Vergewaltigungsopfern ein. Dennoch entwickeln sie objektiv fassbare Körperbefunde. Die Zusammenhänge lassen sich anhand dieser Schemata gut verstehen.

Ganz allgemein lösen psychische Trauma, auch ohne begleitende Körperverletzung, somatische Reaktionen aus.

Wie Abb. 4.1 zeigt, führen aversive Erlebnisse physiologischerweise via vegetativem Nervensystem zu einem Organsyndrom. Die Arbeitsgruppe um Jordan hat das untersucht [44] und schematisch übersichtlich verständlich gemacht. So kann man auch die Beobachtung verstehen, dass Männer, die unter einem CPPS leiden, eine erhöhte arterielle Festigkeit und vaskulare endotheliale Dysfunktion aufweisen und dadurch ein erhöhtes kardiales Risiko, das therapiepflichtig sein kann [45] (Bei Frauen wurde das nicht überprüft).

Deshalb ist eine sofortige Intervention nach einem solchen aversiven Ereignis unbedingt wichtig, um den Teufelskreis (Abb. 4.2) zwischen psychischem Traum, i. d. R. stark angstbesetzt, und der somatischen Reaktion einer Körperspannungserhöhung, die letztlich neue Schmerzen auslöst, zumindest vorbestehende Schmerzen unterhält oder verstärkt, zu unterbrechen. Nur so besteht die Chance, eine Chronifizierung zu vermeiden.

Bei der somatischen Auslösung eines CPPS, also nach Verletzung oder (indizierter, aber angstvoll erlebter) OP, ist der Zusammenhang etwas anders. Die Arbeitsgruppe um R. Schmidt in Denver hat das herausgearbeitet. Ihrer Arbeit [30] ist das Zusammenhangsschema aus Abb. 4.2 angelehnt.

Dem „normalen" Schmerz nach Verletzung bzw. OP folgt bei unzureichender Schmerztherapie das sog. Wind-up-Phänomen. Dadurch kommt es zu Hyperalgesie und chronifiziertem Schmerz. Das ist so, weil das Gehirn sich plastisch verhält und unter dem ständigen Schmerz verändert, was sogar organisch erkennbar ist. Wenn

Psychosomatische Reaktion

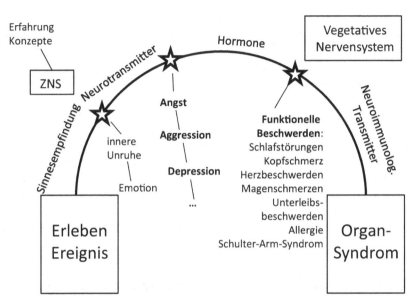

Abb. 4.1 Pathophysiologie der psychosomatischen Reaktion. (frdl. Überlassung von J. Jordan, Bad Nauheim, jetzt Zornheim; vergl. [44].)

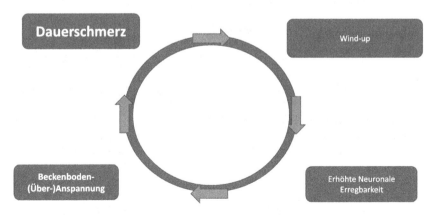

Abb. 4.2 Teufelskreis aus Spannung und Schmerz. (Nach [93])

man diesen Zusammenhang versteht, versteht man letztlich auch, wie eine Bio-feedbacktherapie funktioniert – sie kehrt quasi das Wind-up wieder um, sodass der Teufelskreis unterbrochen wird.

Der Teufelskreis aus dem unterbewussten, reaktiven Kneifen der Becken-bodenmuskulatur erzeugt nämlich infolge des Wind-up den chronischen Schmerz, wie Abb. 4.3 darstellt, ebenfalls in der Arbeitsgruppe von R. Schmidt in Denver, USA erstmals herausgearbeitet [93].

Dass dies richtig ist, auch wenn schon vor vielen Jahren erarbeitet, zeigt die aktuelle Literatur.

Die kognitive Repräsentation spielt eine essenzielle Rolle in der Ausprägung des CPPS [32]. Die Störungen im Beckenboden bei „nichtbakterieller Prostati-tis" (alte Nomenklatur eines CPPS) aktivieren afferente Nervenfasern, die auf die Lumbosakralregion projiziert sind. Deshalb funktionieren eine Spinalganglions-timulation [34] bzw. Neuromodulation [35] auch dann, wenn andere Therapie-versuche fehlschlagen. Das ist richtig; der Autor hat allerdings nur einmal in 20 Jahren diese OP wegen Therapieresistenz durchführen müssen. Sie ist also mehr geeignet, die Zusammenhänge zu verstehen, als eine wirklich sinnvolle

Neurophysiologische Ereignisse nach operativer Verletzung

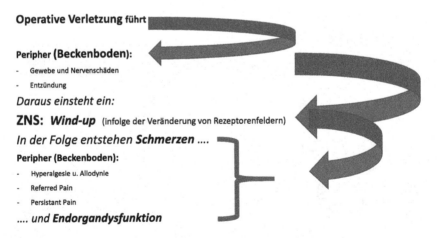

Abb. 4.3 Wind-up-Phänomen. (Nach [30])

Therapiemethode zu sein. Die Stimulation des Tibialisnervs ist analog zu verstehen [36].

Letztlich verändert sich das Gehirn bei CPPS strukturell, sogar degenerativ [37], auf jeden Fall strukturell *und* funktionell, wodurch eine multisensorische Hypersensibilität entsteht [38]. Unklar scheint noch zu sein, ob die Schmerzhemmung vermindert oder die Schmerzwahrnehmung erhöht wird [39]. Jedenfalls spielen C-Fasern und Mechanorezeptoren bei der Entstehung von Hypersensibilität und Dyurie eine Rolle [40]. Selbst eine arterielle Blutflussveränderung lässt sich nachweisen, desgleichen Änderungen im Funktions-MRT [41]. Wie schon vor Jahren erkannt, geht CPPS mit einer funktionellen Gehirnaktivierung und Veränderung der Gehirnanatomie einher [43].

Kurz Da chronischer Schmerz zu Veränderungen in der Struktur und Funktion unseres Gehirns führt, ist es essenziell, chronischen Schmerz, also auch CPPS, zu verhindern bzw. so schnell und erfolgreich/konsequent wie möglich zu behandeln.

Beschreibung der Untersuchungstechniken

5

Zahlreiche Routineuntersuchungsmaßnahmen helfen bei der Diagnose eines CPPS. Dabei ist zu beachten, dass sie i. d. R. nur in der Kombination der Ergebnisse aussagekräftig sind.

- *Blasensonografie:* Sie erfolgt als allgemeine Orientierung. Der Schwerpunkt liegt auf der Messung der Blasenwanddicke als Nachweis einer auslasswiderstandsbedingten Detrusorhypertrophie [42]. Ferner ist postmiktioneller Restharn zu bestimmen.
- *Uroflowmetrie:* Sie ist im Gegensatz zur Urodynamik ohne Aufwand einsetzbar und liefert, besonders im Verlauf der Erkrankung, diagnostische und therapeutische Informationen. Außerdem kann sie ohne Beisein einer Fremdperson erfolgen, ist also relativ „natürlich". Abb. 5.1 zeigt einen typischen, sog. dyskoordinaten Uroflowbefund.
  Später im Verlauf der Behandlung kann man sie mit einem Beckenboden-EMG kombinieren. Auch wenn dies nur grob orientierend mit Oberflächenelektroden möglich ist, kann man dem Patienten doch zeigen, dass eine erhöhte EMG-Aktivität mit einem schlechteren Harnfluss verbunden ist und umgekehrt. Weitere Beispiele finden sich im Lehrbuch von 2003.
- *Osteopathische Untersuchung:* siehe hierzu auch Abb. 5.2.
  Rechtshändische Untersucher legen den Patienten in Rechtsseitenlage, linkshändische Untersucher dagegen in Linksseitenlage. Dabei zieht der Patient die Oberschenkel etwa rechtwinklig an, sodass die Knie über den Rand der Untersuchungsliege hinausragen. Der Arzt stellt sich dann so an die Liege, dass er mit seinem rechten Bein das Patientenknie berührt. Um einen festen Stand zu haben, steht der Arzt dabei leicht gegrätscht.

© Springer Fachmedien Wiesbaden GmbH, ein Teil von Springer Nature 2019
W. Merkle, *Chronischer Beckenbodenschmerz (CPPS)*, essentials,
https://doi.org/10.1007/978-3-658-26476-5_5

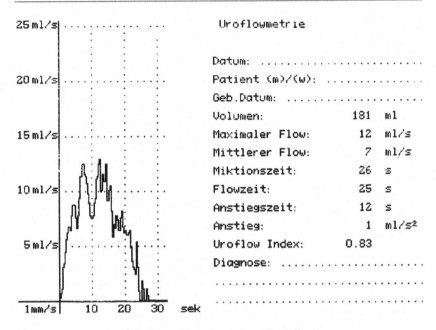

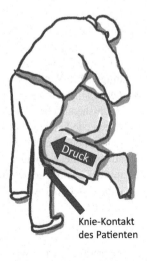

Uroflowmetrie

Datum: ....
Patient (m)/(w): ....
Geb.Datum: ....
Volumen: 181   ml
Maximaler Flow: 12   ml/s
Mittlerer Flow: 7   ml/s
Miktionszeit: 26   s
Flowzeit: 25   s
Anstiegszeit: 12   s
Anstieg: 1   ml/s²
Uroflow Index: 0.83
Diagnose: ....
....
....

Abb. 5.1 Uroflow eines CPPS (vor Therapie). (Eigene Darstellung)

Abb. 5.2 Osteopathische Untersuchung. (Eigene Darstellung)

Druck

Knie-Kontakt
des Patienten

Zunächst beugt sich der Arzt dann über den Patienten und untersucht vorsichtig (!) transrektal. Details dazu siehe nachfolgend. Wichtig ist dabei, dass der Arzt sich nicht verrenken muss, sondern seine Arm/Handmuskulatur spannungsfrei zu führen ist. Nur so hat er die volle Kontrolle über sein eigenes, weil (eigen-)spannungsfrei erfolgendes Tastgefühl.

Danach fordert der Arzt den Patienten auf, ihn mit dem Knie gegen sein Bein zu drücken, wobei der Arzt mäßigen Widerstand leistet. Nun beugt er sich über den Patienten und tastet bei entblößtem Rücken mit beiden Händen die sog. kleine Wirbelsäulenmuskeln durch. Anders als bei gesunden Menschen kann man bei CPPS-Patienten Level II und III eine deutliche Spannungserhöhung spüren; es kann sogar so sein, dass man das Gefühl hat, diese Muskulatur sei steif wie ein Bambusstab.

- *Rektale Untersuchung:* Die rektale Palpation ist bei **beiden** Geschlechtern notwendig, nicht nur beim Mann. Das Vorgehen ist prinzipiell gleich.

In Seitenlage (!) (ebenfalls in Rechtsseitenlage, wenn der Arzt Rechtshänder ist, sonst vice versa) wird der Untersuchungszeigefinger nur leicht gebogen und mit reichlich Gleitmittel langsam (!) und vorsichtig fast gerade in den After eingeführt.

Dabei hat der Arzt darauf zu achten, ob er den üblichen, kaum spürbaren Widerstand der Beckenbodenmuskulatur spürt oder sogar etwas mehr als üblich drücken muss, was der Patient dann auch als Missempfindung spüren kann.

Anschließend wird beim Mann vorsichtig und zart (!) die Prostata in üblicher Weise palpiert. Diese Untersuchung darf nicht schmerzhaft sein (außer bei einer floriden Prostatitis). Danach – bei der Frau natürlich sofort – wird der Finger um 90° gedreht und langsam gebeugt, bis er rechtwinklig ist. Auch das darf keine Schmerzen hervorrufen. Nun wird der gebeugte Finger langsam an- und dann zurückgezogen, um die Beckenbodenmuskulatur zu spüren. Normalerweise sollte sie weich sein.

Beim CPPS ist die Beckenbodenmuskulatur aber nicht nur schmerzhaft, wenn man sie berührt und leicht (!) an ihr zieht, sondern man kann sie direkt angespannt spüren; man hat ein Gefühl, das an das Zupfen einer Cello-Saite erinnert. Das ist ein ganz typischer Befund und bestätigt das CPPS fast schon allein.

- *Psychiatrische Untersuchung:* Sie bleibt den Fachkollegen vorbehalten. Dennoch muss jeder Primäruntersucher ausreichende Kenntnisse in den möglichen psychischen Hintergründen haben. Vor allem Mobbing, Missbrauch, Vergewaltigung, Misshandlung gilt es orientierend zu erfragen, sodass eine Consil-Weiterleitung erfolgen kann – und *muss*. Essenziell ist dabei eine einfühlsame, empathische Fragetechnik. Diese Fragen nach aversiven Ereignissen sollten sinnvollerweise am Ende der Anamnese erfolgen.

- *Berufsanamnese:* Sie ist wichtig, um die spezifischen Ursachen für CPPS infolge Fehlverhaltens erfragen zu können, s.o...

Befunde

6

6.1 Untersuchungsbefunde/-ergebnisse

Folgende Untersuchungsergebnisse sind für ein CPPS typisch:

- Blasenwandhypertrophie > 5 mm
- Dyskoordinanter Uroflow (Abb. 5.1)
- Restharn (je nach Symptomatik und Dauer der Erkrankung mehr oder weniger)
- „Cellosaitenphänomen" bei der rektalen Untersuchung
- Tonuserhöhung der Beckenbodenmuskulatur bei der rektalen Untersuchung
- Nebenbefund: Wenn (vor allem Frauen) diagnostisch zur Gewinnung einer validen Urinkultur einmal-katheterisiert wird, kann man einen zähen Widerstand beim Einführen des Katheters im Bereich des Schließmuskels spüren.

▶ **Tipp** Ängstliche Patientinnen kneifen oft willkürlich, sodass man einen falsch-positiven Befund erhalten könnte. Wenn man sie bittet, während man den Katheter vorschiebt, etwas zu berichten, woran sie sich zuvor erinnern müssen [z. B. Was haben Sie gestern Mittag gegessen?], relaxieren sie, sodass der Befund dann i. d. R. valide ist.]

- Teilweise Analfissur
- Konversionsstörung als somatische Reaktion bei einem psychischen Konflikt
- außerurologische Untersuchungsergebnisse können sein:
  - Rektoskopie – zeigen oft Hämorrhoiden und Rektumschleimhautprolaps
  - Anale Manometrie – zeigt Druckerhöhung
  - Dynamisches Beckenboden-MRT zeigt Anspannung der Beckenbodenmuskulatur als Elevation (vgl. Abb. 2.2)

© Springer Fachmedien Wiesbaden GmbH, ein Teil von Springer Nature 2019   33
W. Merkle, *Chronischer Beckenbodenschmerz (CPPS)*, essentials,
https://doi.org/10.1007/978-3-658-26476-5_6

Während ein Einzelbefund i. d. R. nicht zielführend ist, kann er zusammen mit einer anamnestischen Angabe schon eine gewisse Richtungsweisung auf CPPS enthalten.

Meist aber ist eine Befundkombination für CPPS typisch: dyskoordinanter Uroflow mit Restharn, Cellosaitenphänomen mit Tonuserhöhung der Beckenbodenmuskulatur und bambusartige Wirbelsäulenmuskulatur.

Wenn diese Kombination vorhanden ist, findet man anamnestisch häufig eine Beißschiene, Einhalteverhalten für Urin, wechselnden Stuhlgang mit Durchfall und Verstopfung, Schmerzen in Zusammenhang mit Geschlechtsverkehr und oft auch einen der o. g. psychischen Auslöser.

Diese psychischen Ursachen fehlen meist, wenn es Lücken in den genannten Befunden bzw. bei den Anamneseangaben gibt. Bei Vergewaltigungs- und Missbrauchsopfern habe ich dagegen in meiner klinischen Tätigkeit immer das Vollbild aller Befunde und Anamneseangaben gefunden. Zusätzlich gab es dann nicht selten sogar noch Ureaplasmainfekte, die behandelt werden mussten, um die (meist) Patientinnen therapiefähig für ihr CPPS zu machen. Sie können die Folge des aversiven Ereignisses sein und stammen meist vom Täter (Zur Diagnostik und Therapie vergl. Kasten 2.).

„Leitsymptomatik" des CPPS
Typische Befundkonstellation eines CPPS quasi als Leitsymptomatik (Tabelle als Checkliste verwendbar):

- Pos. Triggerpunkte bei der rektalen Palpation/Cellosaitenphänomen
- Intermittierendes Flowmuster
- Blasenwandhypertrophie
- Steife Wirbelkörpergelenke
- Häufig Restharn
- Oft begleitende Darmproblematik
- Oft Beschwerden/Schmerzen nach GV

Häufige Befundergebnisse von Konsiliaruntersuchungen beim CPPS:

- Hämorrhoiden $2°$
- Rektumschleimhautprolaps
- Wechselnde Stuhlkonsistenz

- Flatulenz
- Reizdarmsymptomatik (vgl. [27])
- Hoher analer Druck, gerade im Sphinkterbereich
- Angespannte, eher etwas zwanghafte Persönlichkeitsstruktur bei belastender Kindheit; berufliche Probleme, Mobbing; Familiäre Traumata in Kindheit und/oder Gegenwart

6.2 Weitere organische, urologische Befunde bei CPPS

Der erhöhte Auslasswiderstand der Beckenbodenmuskulatur infolge schmerzreflektorischem Kneifen veranlasst die Blase, ebenfalls kompensatorisch Muskelmasse aufzubauen, sodass man sonografisch eine verdickte Blasenwandmuskulatur darstellen kann [42]. Folge ist bei späterer Dekompensation Restharn, gefolgt von Entzündungen. Cave: Diese dann auch kulturell objektivierbare Infektion ist *Folge,* nicht Ursache der CPPS-Situation.

Urodynamisch ist der Befund i. d. R. wenig ergiebig. Wenn eine solche Untersuchung wegen der Dyurien erfolgen sollte, kann man den erhöhten Beckenbodentonus erkennen (Abb. 2.1).

a) Physikalisch/krankengymnastisch/osteopathisch
Wie auf der Abb. 5.2 zu sehen, muss man für diese Untersuchung neben der Untersuchungsliege stehen und den Patienten berühren und ihm Widerstand bieten, sodass dieser Spannung aufbauen kann, deren Folge man dann tastmäßig an der Rückenmuskulatur palpieren kann. So kann man feststellen, ob und ggf. wie stark die kleinen Wirbelkörpergelenke beweglich bzw. blockiert sind. Eine Blockade ist bei CPPS Level II und III (vgl. Abb. 6.1) typisch. Zur Technik siehe Kap. 5.

b) Rektale Untersuchung bzw. Beckenbodentastung
Die rektale Untersuchung prüft normalerweise Prostata und Enddarm auf z. B. Tumore. Bei der Abklärung eines CPPS dagegen ist es viel wichtiger, *wie* die Beckenbodenmuskulatur gespannt ist. Normalerweise hat sie einen spürbaren, jedoch weichen Tonus, sodass die Einführung des Untersuchungsfingers zwar etwas unangenehm, aber keinesfalls schmerzhaft ist. Beim CPPS dagegen kann man einen harten Strang *neben* der Prostata (etwa 3 bzw. 9 Uhr SSL) seitlich

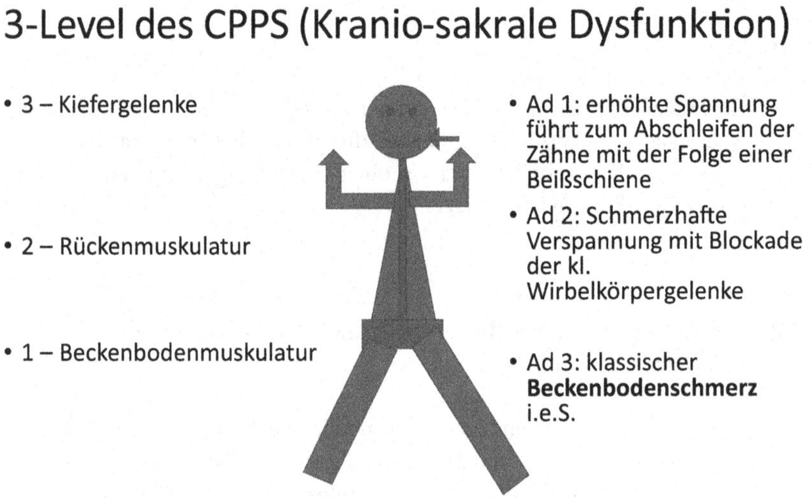

3-Level des CPPS (Kranio-sakrale Dysfunktion)

- 3 – Kiefergelenke

- 2 – Rückenmuskulatur

- 1 – Beckenbodenmuskulatur

- Ad 1: erhöhte Spannung führt zum Abschleifen der Zähne mit der Folge einer Beißschiene

- Ad 2: Schmerzhafte Verspannung mit Blockade der kl. Wirbelkörpergelenke

- Ad 3: klassischer **Beckenbodenschmerz** i.e.S.

Abb. 6.1 Levelstruktur der Fehlfunktion bei CPPS, links: CPPS als Hauptproblematik aufsteigend, rechts: vorwiegend kranio-sakrale Problematik absteigend. (Eigene Darstellung)

tasten (bei der Frau an analoger Stelle ebenfalls), die an die Konsistenz einer Cello-Saite erinnert. Sobald man diesen Strang etwas drückt oder gar ein Pizzikato-Ziehen dieser „Saite" durchführt, äußern die Patienten einen ganz klaren Schmerz, z. T. begleitet von einem reflektorischen Zucken der Beine.

Ferner empfindet der Untersucher beim Einführen seines Fingers im Gegensatz zu eine unauffälligen Untersuchungssituation ein zähes Gefühl, wie wenn man den Finger in eine zähe Masse drückt. Diese Spannungspunkte zu untersuchen, ist bei *beiden* Geschlechtern essenziell. Sie sind die sog. seitlichen Triggerpoints in der Beckenbodenmuskulatur, die nicht nur deutlich angespannt sind, sondern auch die weitere Spannungserhöhung triggern, mit allen Folgen von Schmerzverstärkung und weiterer Dysfunktion von Blase, Darm und Sexualfunktion. Dieses sog. Wind-Up (Abb. 4.3) wird hier ausgelöst.

Nach einer erfolgreichen Biofeedback- und/oder Osteopathischen Therapie verändern sich diese Triggerpunkte spürbar positiv; sie werden weicher und sind kaum bis gar nicht mehr schmerzhaft tastbar.

c) Neurologisch

Neurologisch kann bei einem Beckenboden-EMG eine erhöhte Muskelaktivität festgestellt werden. Da das reproduzierbar nur mittels Nadelelektroden möglich ist, weil Oberflächenableitungen zu viele Artefakte enthalten, sollte man wegen der zusätzlichen Traumatisierung auf ein solches Nadel-EMG verzichten.

In der Anfangszeit der CPPS-Diagnostik hatte man diese Technik noch für wichtig erachtet gehabt.

6.3 Fachspezifische Befunde anderer Fachgebiete (Gastroenterologie, Gynäkologie, Psychiatrie/ Psychosomatik, Neurologie)

Aufgrund der vorgenannten Zusammenhänge erklären sich die Befunde dieser Fachgebiete, man lese dort nach. Zusammenfassend findet man Folgendes:

a) Gastroenterologie:
   - Hämorrhoiden
   - Rektumschleimhautprolaps
   - Wechsel von Durchfall und Verstopfung
   - Insgesamt Reizdarmsymptomatik
   - Analfissur
b) Psychiatrie/Psychosomatik:
   - Ängstliche Persönlichkeitsstruktur
   - Minderwertigkeitsgefühl
   - Zustand nach Missbrauch/Vergewaltigung u. ä. mit ggf. Entwicklung einer multiplen Persönlichkeit als Möglichkeit
c) Neurologie:
   - Typisch ist die Muskelspannungserhöhung im EMG, sowohl des Beckenbodens, aber auch in der übrigen Muskulatur. Folge davon können Nervenreizungsschmerzen sein bis hin zu Elektrisieren
   - In MRT-Abbildungen können sich organische Veränderung der Gehirnstruktur als Folge chronischer Schmerzen des CPPS erkennen lassen.
d) Gynäkologie:
   - Vaginismus
   - Schmerzen bei Geschlechtsverkehr
   - Dyspareunie
   - Ausfluss (als Reizphänomen)
   - Z. n. Dammriss

- – Z. n. Hysterektomie
- – Endometriose (hier ist der Therapieansatz aber erst einmal krankheits-
  zentriert, erst danach können die u. g. Maßnahmen zusätzlich eingesetzt
  werden.)

6.4 Pathophysiologische Erklärung der Befunde und Anamneseangaben

Anhand der Symptomtrias und der „üblichen" anamnestischen Angaben von
CPPS-Patienten wird nachfolgend die Entstehung der Befunde und Anamneseangaben erläutert.

**Wie hängen Zähneknirschen und Rückenschmerzen mit dem Beckenboden
zusammen?**
Hierzu muss man die osteopathische Sichtweise einnehmen. Es handelt sich nämlich um ein 3-Level-Problem. Dabei besteht die Levelstruktur des Körpers aus:
Der Beckenboden ist Level 1, der Rücken Level 2, die Kiefergelenke sind Level 3
(s. Abb. 6.1).
Ein Selbstversuch macht dieses Modell unmittelbar verständlich:

Zusammenhangsdarstellung der Levelstruktur des CPPS – selbst erfahrbar
Setzen Sie sich bitte entspannt, aber aufrecht auf einen Stuhl, ohne sich
anzulehnen. Dann stellen Sie sich vor, Ihre Blase sei sehr voll. Sie wollen auf Toilette gehen, haben aber keine Gelegenheit. Deshalb kneifen Sie Ihren Beckenboden zusammen. Wenn Sie das tun, achten Sie auf
Ihren Rücken und Ihre Kiefergelenke. Wenn Sie Ihre Pobacken kräftig
zusammenkneifen, werden Sie feststellen, dass Sie den Rücken aufrichten
und anspannen sowie die Kiefergelenke aktivieren und die Kiefer zusammenbeißen.
   Nachdem Sie sich wieder entspannt haben, stellen Sie sich bitte vor,
Sie seien fürchterlich wütend auf jemanden, sodass Sie vor Wut die Zähne
zusammenbeißen. Wenn Sie das richtig tun, werden Sie feststellen, dass
Sie unwillkürlich auch den Beckenboden zusammenkneifen und auch den
Rücken aufrichten.

In beiden Szenarien haben Sie die Rückenmuskulatur angespannt. Wenn Sie ständig unter psychischer Spannung leben oder ständig den Harndrang unterdrücken, führt dies, s. o., zu einer Ruhepunktverschiebung (wind-up), sodass Sie eine Dauermuskelspannung haben, die schmerzhaft erlebt wird.

Mit dieser kleinen Übung haben Sie die sog. *Kranio-Sakrale-Dysfunktion* kennen gelernt.

Sie ist der pathophysiologische Hintergrund für das Verständnis, warum einerseits psychische Probleme, andererseits habituelle Störungen zu der o. g. Trias und ihrer Begleitsymptome führen können.

Wenn die Kiefergelenke monate- und jahrelang auf diese Weise zusammengepresst werden und die Betroffenen mit den Zähnen knirschen, schleifen sich die Zähne ab, sodass zu ihrem Schutz der Zahnarzt eine Beißschiene verordnet. Auf Nachfrage berichten erstaunlich viele Menschen über das Tragen einer solchen Schiene.

Es lohnt sich dann auch psychiatrisch/psychosomatisch nachzuforschen; man (bzw. der Psychiater) wird erstaunlich oft fündig, auch wenn die Schiene vorwiegend nachts getragen wird.

Der Auslöser ist dann nicht die Fehlstellung der Kiefergelenke, sondern meist die „Wut", weswegen die Zähne zusammengebissen werden. Dem Organmediziner kann eine vorsichtige Nachfrage nach diesem Phänomen der Wut und Anspannung Orientierungshilfe bieten, hier nachzufassen und den Psychosomatiker hinzuziehen.

Darmproblematik

Häufig lassen sich Stuhlgangproblematiken erfragen. Typisch ist dabei der Wechsel zwischen Obstipation und Durchfall/weichem Stuhl. Berichtet wird auch eine Reizdarmproblematik. Der Zusammenhang mit der Beckenbodenkontraktion ist einfach zu verstehen, siehe Kasten 8.

Entstehung von Darmfunktionsstörungen beim CPPS
Durch die Überkontraktion der Beckenbodenmuskulatur ist der Auslasswiderstand für die Darmentleerung zwangsläufig erhöht. (Das ist schon möglich, bevor die Region schmerzhaft empfunden wird.) Dadurch entsteht eine Verzögerung der Stuhlentleerung, die die Betroffenen wie eine Obstipation empfinden. Sie dauert z. T. tagelang an und kann zu einer erheblichen

Auftreibung des Bauches führen. Je länger die Obstipation dauert, desto stärker wird auch der Beckenbodenschmerz. Deshalb pressen die Patienten bei der Entleerung, um den oft auch noch festen Stuhlgang in Gang zu setzen. Die Folge sind einerseits *Hämorrhoiden,* da dieses zarte Gewebe dauerhafter Gewalt nicht gewachsen ist, andererseits *Analfissuren,* wenn die Schleimhaut beim Pressen einreißt. Die dadurch entstehenden Schmerzen veranlassen erneut zum Kneifen – ein Teufelskreis entsteht. Wenn diese chronische Obstipation anhält, verflüssigt sich der Enddarminhalt – Blähungen und Verflüssigung des Stuhls entstehen. Dünnflüssiger Stuhl entleert sich einfacher auch beim Kneifen, aber da das Problem nicht beseitigt ist, kommt wieder eine Obstipationsphase – auch dieser Teufelskreis dreht sich weiter. Es ist außerdem möglich, dass bei einer Blähung der dünnflüssige Stuhl unwillkürlich entleert wird, was den Betroffenen dann wegen *„Stuhlinkontinenz"* zum Proktologen schickt. Dort berichtet er dann allerdings nur selten von der Vorgeschichte und dem Zusammenhang mit CPPS, sodass der Arzt aktiv nachfragen muss, um seine „Inkontinenztherapie" danach richten zu können.

Entstehung von Miktionsstörungen

Aus dem gleichen Grund der Überkontraktion der Beckenbodenmuskulatur gibt es die vielschichtigen Miktionsstörungen. Der Harnstrahl wechselt, ist meist abgeschwächt, z. T. kann die Miktion nur mit Pressen in Gang gesetzt werden, kann auch stottern. Physiologisch wird die Miktion nämlich durch Relaxation des Beckenbodens/externen Sphinkters gestartet [48, 97]. Restharngefühl und Nachtropfen finden sich ebenfalls oft. Typisch ist ein Brennen während der Urin läuft, das zum Verwechseln ähnlich ist zur Algurie infolge einer bakteriellen Entzündung. (Anmerkung: aufgrund dieser Verwechselung wurde der CPPS jahrelang als abakterielle Prostatitis missverstanden. Warum, siehe nachfolgend).

Die o. g. beschriebenen objektiven Folgen wie Detrusorhypertrophie (als reaktive Antwort auf den durch Kneifen erhöhten Auslasswiderstand) und Restharnentstehung (Dekompensation des jahrelang überlasteten Detrusors) sind aufgrund des CPPS-typischen Kontraktionszustandes der Beckenbodenmuskulatur logisch.

Wie kommt es nun zum Brenngefühl ohne bakterielle Infektion?

Entstehung der Miktionssymptome beim CPPS

Die Muskulatur des Urethralsphinkters wird im Rahmen des CPPS-Geschehens permanent kontrahiert/überangespannt. Wenn nun die Miktion bei voller Blase gestartet werden soll, pressen die Betroffenen gegen diesen erhöhten Auslasswiderstand. Da der Detrusor kräftiger ist als der Sphinkter urethrae, gelingt dies. Der Sphinkter wird dabei quasi „gewaltsam" aufgedrückt, also gedehnt. Aufdehnen eines Muskels gegen seinen Kontraktionswiderstand führt – in jedem Muskel – zu einem als Brennen empfundenen Missgefühl. (Anmerkung: Wenn der gebeugte Arm durch die Schwere einer zu tragenden Last aufgezogen wird, entsteht in dem zuvor maximal angespannten M. Biceps brachii ein brennender Schmerz.) Wenn dann die bakteriologische Diagnostik – gerade bei der Frau! – nicht korrekt erfolgt, werden Brennen + Verunreinigungsbakterien zusammengezogen und als „Infekt" fehlgedeutet. Das ist eine klassische Falle bei der Diagnostik des CPPS (s. o.).

Wie entsteht nun der Schmerz bei Geschlechtsverkehr?
Ursache ist ebenfalls die übermäßige Spannung des Beckenbodens.

Mann Bei der männlichen Ejakulation wird diese Muskulatur kontrahierend gebraucht, um Sperma auszuschleudern. Eine verspannte Muskulatur zu aktivieren, führt jedoch verständlicherweise zu Schmerzen, quasi wie Muskelarbeit bei einem Muskelkater.

So ist auch eine begleitende ED (Erektile Dysfunktion) verständlich: einmal reflektorisch zwecks Schmerzvermeidung, andererseits aber auch durch die Blutflussminderung zum Penis, wenn eine überangespannte Beckenbodenmuskulatur die sie penetrierenden Blutgefäße zum Penis quasi drosseln.

Schmerzen im Skrotum (analog bei der Frau in der Vulva) lassen sich verstehen, weil durchziehende Nerven ebenfalls unter Kompression geraten und im Sinne eines referred pain Schmerzen am Endorgan melden.

Relaxation der Beckenbodenmuskulatur beschreiben die Patienten deshalb auch einhergehend mit Schmerzlinderung. (vgl. [49]).

Frau Bei Frauen ist der Vorgang anders. Die Beckenbodenmuskulatur ist ebenfalls überangespannt. Sobald nun der erigierte Penis des Partners in die Scheide eindringt, dehnt er zwangsläufig die die Scheide umfassende Beckenbodenmuskulatur auf. Aufdehnen einer angespannten Muskulatur ist ebenfalls verständlicherweise schmerzhaft. Auch das wird als Brennen erlebt. Anamnestisch berichten deshalb auch viele Patientinnen, dass sie wegen Schmerzen den Geschlechtsverkehr weitgehend eingestellt hätten. Es lohnt sich also, danach zu fragen.

Anmerkung Wenn nun dieses Brennen als Infektsymptom (fehl-)gedeutet wird, gleichzeitig aber bei der Frau nur Spontanurin untersucht wird, kommt es oft vor, dass als ganz normale Standortverunreinigung Haut-Bakterien (das sind meist Coli und auch Enterokokken) gefunden und als Ursache eines – nicht! – vorhandenen Infekts fehlgedeutet werden. Hier hilft nur der Ausschluss eines Infekts mittels durch Katheterisieren gewonnenen Blasenurins (s. o.). Beim CPPS ist diese Probe steril – trotz Brennen! Hinweis: Brennen beim Wasserlassen bei gleichzeitig sterilem Urin ist fast als Leitsymptom eines CPPS-Geschehens zu werten.

Beim Mann – auch er kann ein brennendes Gefühl beschreiben beim/nach dem Samenerguss – mag dann nach intensiver Prostatamassage doch noch ein Leukozyt den Weg in den Probebecher finden. Als Beweis für eine Infektion darf er dennoch nicht gelten. Hier hilft als korrekte bakterielle Diagnostik nur die Ejakulatkultur. Sie ist beim CPPS ebenfalls negativ.

Hinweis Wenn gleichzeitig Restharn besteht und die rektale Untersuchung als schmerzhaft erlebt wird, handelt es sich i. d. R. um ein jahrelanges, fortgeschrittenes CPPS-Bild. In einem solchen Fall kann natürlich ein bakterieller Begleit-Infekt *sekundär* bestehen.

Wie entsteht Rückenschmerz beim CPPS-Syndrom?

Die Hauptaltersgruppe des CPPS findet sich jenseits des 40. Lebensjahres. Deshalb darf es nicht verwundern, dass man bei der Röntgendiagnostik, so sie stattfinden sollte (was aber eigentlich nicht indiziert ist), altersentsprechende degenerative Wirbelsäulenveränderungen finden kann.

Man hüte ich jedoch davor, die klar bestehenden Rückenschmerzen als Folge dieser degenerativen Veränderungen zu werten und dann zu behandeln, gar zu operieren. Wenn Zweifel an einer körperlichen Ursache von Rückenschmerzen vorhanden sind, mache man ein MRT. Wenn sich neurologisch relevante Ausfälle oder Nervenwurzelkompressionen zeigen, ist die orthopädische Therapie gerechtfertigt. Sonst muss man die Zusammenhänge von Rückenschmerz mit weiteren Symptomen suchen, werten und ggf. den Rückenschmerz unabhängig vom Röntgenbild im Rahmen der CPPS-Therapie (s. u.) behandeln. Man hüte sich, ein „Röntgenbild zu operieren". Dass dies nicht selten geschieht, zeigen selbst Studien von Krankenkassen (voran der TK).

Therapiemaßnahmen 7

7.1 Therapieansatz

Gleich vorweg – es gibt nicht *die* Therapie des CPPS. Jeder Ansatz in der Literatur, der das versucht hat, ist gescheitert. Aufgrund des multifaktoriellen Geschehens und seiner Pathophysiologie, die mehrere Organgebiete und auch die Psyche betrifft, muss der Therapieansatz immer individuell und multidisziplinär erfolgen. Es gibt jedoch auch eine therapeutische Trias, die den meisten Patientinnen bzw. Patienten gute Dienste leistet und sie i. d. R. von ihren Beschwerden erlöst.

Allen diesen Ansätzen, die nachfolgend dargestellt werden, ist eines gemeinsam – und Grundbedingung: die *empathische Zuwendung des Arztes.* Sie öffnet die Patienten für das Verstehen der Zusammenhänge, die man natürlich erklären *muss,* sodass die Patienten sich auch darauf einlassen können.

Danach kann folgende *Therapietrias* erfolgreich eingesetzt werden:

- Biofeedbacktherapie
- Osteopathische Therapie
- Psychotherapie

Alle anderen, individuell notwendig erscheinenden bzw. werdenden Therapiemaßnahmen, i. d. R. fachspezifisch veranlasst, sind „lediglich" Ergänzung, um den Erfolg der Trias zu gewährleisten bzw. zu unterstützen. Deshalb brauchen alle Patienten eine individuell abgestimmte Therapie aus dem hier vorgestellten Armamentarium.

© Springer Fachmedien Wiesbaden GmbH, ein Teil von Springer Nature 2019
W. Merkle, *Chronischer Beckenbodenschmerz (CPPS),* essentials,
https://doi.org/10.1007/978-3-658-26476-5_7

7.2   Osteopathie

Zunächst erscheint für einen deutschen Urologen die Osteopathie, korrekter die osteopathische Therapie, unklar bis unseriös. Angesichts der Tatsache, dass der Begriff Osteopathie nicht geschützt ist, ist dies verständlich, denn dahinter verbergen sich unseriöse, aber auch hoch wissenschaftliche Therapien. Im Ausland einschließlich USA ist die Osteopathie dagegen ein medizinisches Lehrfach mit entsprechender Qualität. Das „Begriffsproblem" stellt sich nur in Deutschland dar.

Der Autor war eine Zeit lang als Dozent für das COE (College Osteopathique Europeen) tätig und bringt Erfahrung aus der Zusammenarbeit mit zertifizierten Osteopathen mit. Unter der Website: www.osteopathie.de kann man Osteopathen finden, nach Regionen und formaler Grundausbildung aufgelistet. Es finden sich darunter Ärzte, Physiotherapeuten und Heilpraktiker. Dazu muss man wissen, dass aufgrund der fehlenden formalen Regelungen in Deutschland Abrechnung für einen Osteopathen, der weder Arzt noch Physiotherapeut ist, derzeit nur über das Hilfskonstrukt der Anerkennung als Heilpraktiker möglich ist.

Nicht alle dort aufgeführten Kolleginnen und Kollegen haben eine formale Zertifizierung durchlaufen. Wenn man darauf Wert legt, suche man nach Namensbegleitern wie z. B. DO, MRO etc. Eine Negativaussage zur Qualität ist das Fehlen eines solchen Kürzels jedoch nicht.

Unabhängig davon wäre es sinnvoll, wenn die Osteopathen in Deutschland endlich eine formale Regelung auf den Weg brächten, an die man sich als Arzt und Patient halten kann; interessant in diesem Zusammenhang ist, dass Krankenkassen, PKV wie GKV, osteopathische Therapien inzwischen bezahlen (bis zu einem gewissen Grad), wenn sie von einem Arzt verordnet sind.

Hinweise zur Osteopathie finden sich im Lehrbuch von 2003 und in einschlägigen Lehrbüchern der Osteopathie.

Indikation für eine qualifizierte osteopathische Therapie
Sobald der chronische Beckenbodenschmerz länger dauert und bereits organübergreifende Körperregionen mitbetroffen sind, ist es fast immer ratsam, die Spannungszustände, besonders im Rückenbereich, durch die osteopathische Behandlung zu lösen. Gleiches gilt auch, wenn begleitende Darmsymptomatiken vorliegen. Hier kann die osteopathische Therapie, gerade durch Arbeit in der Bauchmuskulatur, Erfolge bringen.

Zwingend ist osteopathische Therapie bei Level-III-CPPS (siehe Abb. 6.1).

Hinweis Osteopathische Therapie erscheint den Betroffenen ausgesprochen sanft, als würde nichts geschehen. Es ist jedoch falsch zu erwarten, dass wie bei einer Massage kräftig geknetet wird. Dass viel geschieht, merken die Patienten meist erst in den Tagen danach. Es gibt erfahrungsgemäß zwei Grundmuster: 1. Spüren die Patienten am nächsten Tag überraschenderweise eine Art „Muskelkater", der sich auflöst. 2. Geschieht in den nächsten Tagen scheinbar gar nichts, jedoch mindern sich die Organbeschwerden etwas.

Deshalb ist es notwendig, dass die osteopathische Therapie wiederholt wird. Das Schema hängt dabei vom Zustand des Patienten einerseits und der Erfahrung des Osteopathen andererseits ab. I. d. R. sind sechs Sitzungen sinnvoll, die anfangs 1x pro Woche, danach in längeren individuellen Abständen erfolgen sollten. Eine zweite Behandlungsserie ist meist nicht notwendig, kann aber zur Konsolidierung der Erfolge sinnvoll sein. Ob dies so ist, kann man durch Vergleichsuntersuchung der Wirbelkörpergelenke herausfinden.

Wichtig ist, dass eine osteopathische Therapie i. d. R. nicht isoliert erfolgen sollte. Die optimale Kombination ist, eine Biofeedbacktherapie der Beckenbodenmuskulatur parallel durchzuführen.

Die vorhandene Überanspannung reagiert gut auf zusätzliches Biofeedback, wodurch auch Miktion und Stuhlentleerung sowie Beschwerden beim Geschlechtsverkehr (außer bei Missbrauchs- und Vergewaltigungsopfern) relativ rasch verbessert werden können, die Schmerzlinderung in der verspannten Muskulatur geht parallel, vor allem gefördert durch die osteopathische Therapie.

Es braucht eine mehrjährige Ausbildung und Erfahrung in osteopathischer Therapie, um diese erfolgreich durchführen zu können. Deshalb können und sollen hier keine Details dargestellt werden.

Der verordnende Arzt kann den Erfolg einer solchen Therapie nach ca. sechs Sitzungen kontrollieren, indem er die oben beschriebene Untersuchung von Beckenboden und Rückenmuskulatur erneut durchführt und mit dem Ausgangsbefund vergleicht. Eine sorgfältige Dokumentation der manuell erhobenen Befunde im Krankenblatt ist deshalb essenziell.

In der Literatur sind sogar „dramatische Verbesserungen" beschrieben [50]. Sie gehört i. d. R. zu einem multimodalen Therapiekonzept – vergl. die „Trias" [51, 52]. Sogar bei sonst frustranen Therapieversuchen ist diese Form der Physiotherapie erfolgreich [53]. Objektivierbar ist dies durch die o. g. Untersuchungstechnik, wie auch andere gefunden haben [54, 55]. In hartnäckigen Fällen mag eine Injektion von Lidocain oder Bupivacain in die tastbaren Triggerpunkte (anfangs) zusätzlich hilfreich sein [56]. Als Ersatz einer osteopathischen Therapie taugt sie jedoch nicht.

7.3   Biofeedback

Biofeedback ist eine sehr natürliche Technik. Patienten gegenüber kann man sie relativ einfach verständlich machen, wenn man auf ihren Erfahrungshorizont zurückgreift.

Laufenlernen ist ein typischer – erfolgreicher – Biofeedbackablauf. Das kleine Kind kann weder verstehen, was es tut, noch kennt es die notwendigen Faktoren beim Laufen, also wechselnde Anspannung und Entspannung der Muskelgruppen am Bein. Dennoch lernen Kinder laufen. Sie tun dies, indem unterbewusst über „Versuch und Irrtum" Muster im Gehirn erzeugt werden. Hinfallen ist falsch, laufen ist richtig. Die richtigen Muster werden verstärkt, die falschen nicht wieder aktiviert.

Analog ist dies beim medizinischen Biofeedback. Nun kann man die eigene Beckenbodenmuskulatur nicht sehen, sodass man eine „Sehhilfe" benötigt. Das ist das sog. Biofeedbackgerät. Eine in den Beckenboden eingeführte Elektrode (bei Männern rektal, bei Frauen, wenn möglichst vaginal, da die Vagina das Zentrum des Beckenbodens bildet, also optimal lokalisiert ist für diese Maßnahme) misst die Spannung der ringförmigen Beckenbodenmuskulatur und zeigt das Messergebnis auf dem Display an. Patienten können (unter fachkundiger Anleitung!) lernen, die unterschiedlichen Spannungshöhen bzw. -anzeigen zu interpretieren. Wenn sie auf Aufforderung ihren Beckenboden anspannen, gibt es einen höheren Ausschlag, bei Entspannung ist er geringer.

So können die Patienten selbst feststellen, dass z. B. bei Schmerzen der Ausschlag höher ist, weil die Spannung der Muskulatur unphysiologisch hoch ist. Durch Entspannungsmaßnahmen, z. B. Atemübungen, können die Patienten dann versuchen, zu entspannen. Ob das gelingt, lesen sie wieder am Display ab. So können sie die Entspannung fördern, die Anspannung erkennen und vermeiden lernen. Das ist, wie schon berichtet, sehr erfolgreich.

Letztlich geht es beim Biofeedback um eine sog. „pelvic floor re-education" [57]. Das führt zu einem signifikanten Effekt beim CPPS, die Symptome werden deutlich besser [58], wodurch die Biofeedbacktherapie gerade beim CPPS effektiv ist [59]. Nochmals sei daran erinnert, dass Biofeedback in den multimodalen Ansatz einer erfolgreichen Therapie gehört [60]. Eine Elektrostimulation, wie beschrieben [61], ist dagegen nicht wirklich hilfreich, wird nach meiner Erfahrung von den Patienten eher als Schmerz auslösend empfunden.

Geräteproblematik

Prinzipiell sollte jedes Biofeedbackgerät einsetzbar sein. Die Problematik ist jedoch, dass diese Geräte i. d. R. für den Gebrauch bei der weiblichen Harninkontinenz konstruiert sind, wo es nicht so sehr auf die Messung niedriger Spannungen ankommt, sondern darum, der nutzenden Patientin zu zeigen, dass sie so gut wie möglich ihren Beckenboden kontrahiert.

Beim CPPS ist die Anforderung jedoch genau umgekehrt. Hier geht es darum, die Beckenbodenmuskulatur so weit wie möglich zu entspannen. Das jedoch setzt an die Geräte andere Anforderungen. Ob damit ein handelsübliches Biofeedbackgerät für den CPPS-Einsatz nutzbar ist oder nicht, hängt davon ab, ob das Gerät Spannungen der Muskulatur $<0,3\,\mu V$ messen kann. Wenn ja, kann es eingesetzt werden, wenn nein, ist es für den CPPS-Einsatz nicht tauglich.

Gerade in der Diskussion mit Krankenkassen, die preiswerte Geräte aus ihrem Pool einsetzen wollen, ist das zu beachten. Ggf. ist „billig" nicht gut.

Übungsregel

Man darf beim Anlernen der Patienten sie einmal kurz (!) bitten, den Beckenboden anzuspannen, um ihnen die Messweise des Geräts zu zeigen. Ansonsten darf eine solche Anspannung aber nicht mehr vorkommen, da die Muskulatur ja sowieso schon übergespannt ist.

Das Ziel ist, die gemessene Spannung im Laufe der Zeit bis an die untere (!) Messgrenze heranzuführen $(0,1\,\mu V)$. Dann erst ist, wenn dies den Patienten regelmäßig bis dauerhaft gelingt, ein Therapieerfolg zu erwarten.

Ein *Übungsschema*, das sich über Jahre bewährt hat, sieht so aus:

- *Täglich 3 × 10 min* Entspannung unter Gerätekontrolle einüben.
- Keine längeren Sitzungen, lieber bei Zeitmangel mal eine Sitzung ausfallen lassen.

Im ersten von i. d. R. erforderlichen drei Monaten sind die Entspannungserfolge noch sehr begrenzt. Die Technik braucht wie jedes Training konsequente Übung. Man muss dies den Patienten gleich zu Beginn mitteilen, um zu hohe Erwartungshaltungen zu bremsen und Frustrationen zu vermeiden.

Erfahrungsgemäß zeigen sich regelmäßige Erfolge im zweiten Monat; im dritten sind die meisten Patienten in der Lage, den Entspannungszustand „auf Knopfdruck" einzustellen. Das geht mit einer spürbaren Schmerzminderung einher und motiviert zum Weitermachen. Die meisten Patienten sind nach drei Monaten in der Lage, ihre Beckenbodenspannung willkürlich zu beeinflussen. Erfolge lassen sich intuitiv an einem verbesserten Uroflowbild (Abb. 7.1) ablesen.

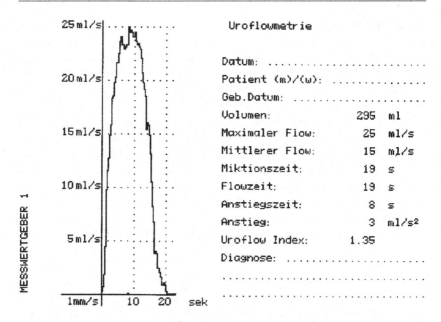

Abb. 7.1 Uroflow-Verbesserung nach Biofeedback-Therapie. (Eigene Darstellung)

Einige Patienten erreichen diesen Erfolg zwar erst nach sechs Monaten des Übens, aber Versager gibt es eigentlich nicht.

Auch hier soll noch mal erwähnt werden, dass diese Biofeedbacktherapie in die Trias gehört und allein nicht ausreicht.

▶ Betont sei, dass die Basis aller somatischen und psychischen Therapien ist, dass jeder Patient mäßig und gleichmäßig trinkt und regelmäßig auf die Toilette geht. Einhalten ist strikt zu vermeiden. D. h. ca. 1,5 l freies Trinken bei einer Miktionsfrequenz von ca. 5x/24. Std. als Richtwert.

7.4   Psychotherapie

Psychotherapie gehört zwingend in die Behandlungstrias beim CPPS [65, 66].

Nun ist es jedoch so, dass i. d. R. VT (Verhaltenstherapie) ausreicht. Das bedeutet, dass die Patienten darauf achten müssen, Stressfaktoren zu mindern. Allen voran heißt das, dass regelmäßiger Toilettengang erfolgen muss bei möglichst gleichmäßiger und mäßiger Trinkzufuhr. Ferner sind allgemeine Entspannungstechniken hilfreich wie Yoga und Autogenes Training. Aber sie sind keine spezifischen Therapieformen. Das richtige tägliche Verhalten einzuüben und beizubehalten, auch wenn z. B. beruflicher Druck vorhanden ist, ist viel wichtiger. Weiter – und hier muss der Arzt tätig werden – ist die empathische Haltung des Therapeuten wichtig. Die Patienten müssen ernst genommen werden. Sie sind ärztlicherseits mit ihren Nöten und Schmerzen zu begleiten; Hoffnung zu machen, ist gerechtfertigt.

Eine professionelle VT beim ausgebildeten Psychotherapeuten ist nicht generell nötig, sondern individuell indiziert. Nach dem diagnostischen Consil lässt sich die Notwendigkeit abschätzen. Wenn (formale) Psychotherapie erfolgt, ist sie fast immer hilfreich und erfolgreich [62, 63].

Bei Opfern von Missbrauch und/oder Vergewaltigung ist das dagegen anders. Hier *muss* zwingend eine Fach-Psychotherapie erfolgen. Wenn möglich, soll sie bei speziell ausgebildeten Traumatherapeuten erfolgen, da auch Borderlinestörungen und multiple Persönlichkeiten vorliegen können. Eine stationäre Psychotherapie ist nicht selten, zumindest zu Beginn, erforderlich und sinnvoll.

Da auch die sog. Vulvodynie in den Kreis des CPPS gehört, muss man auch an ein Suizidrisiko denken und dem entgegentreten [86].

Wichtig ist aber auch für Psychotherapeuten zu beachten, dass jede Psychotherapie die im Laufe der Jahre aufgetretene somatische Seite der CPPS-Erkrankung nicht mehr beseitigen kann. Es ist deshalb unabdingbar, dass zur PT immer auch die somatische Therapie, i. d. R. als osteopathische Therapie mit Biofeedback kombiniert, erfolgt. (vgl. [64]). Dann kann – und wird i. d. R. – auch ein schweres CPPS erfolgreich behandelt werden. Das kann dann bei schweren Fällen auch mal 1–2 Jahre dauern, aber es lohnt sich.

7.5 Medikamente

Eine rein medikamentöse Therapie des CPPS wurde immer wieder versucht, ist aber zum Scheitern verurteilt. Es mag ein gewisser Placeboeffekt vorhanden sein, ein kausaler Therapieansatz ist dies jedoch nicht.

Dies gilt auch für sog. alternative Medikamente z. B. Curcumin, Calendula, Duloxetin, Olanzapine, Gabapentin, Sertralin, Deprox® [70, 71, 72, 73, 74] und Alphablocker [75]. Dauereffekte finden sich in der Literatur jedoch nicht [76].

Einzige Ausnahme: Falls eine bakteriell belegte (!) Infektsituation vorhanden ist (Prostatitis, HWI), dann muss vor der spezifischen CPPS-Therapie natürlich eine antibiotische Sanierung erfolgen. Aber solche Fälle sind Raritäten.

Aufgrund der Spannungssituation hat man ein spezifisch „spannungsminderndes" Medikament versucht, nämlich Botulinumtoxin. Es gibt durchaus Erfolge [68, 69], aber als alleinige Dauertherapie ist das nicht zu nutzen, zumal die Notwendigkeit, Botulinumtoxin vierteljährlich in die sowieso schon verspannten Muskulaturstränge zu injizieren, durchaus schmerzhaft ist per se, sodass eine sekundäre Aggravation möglich ist. Der Autor hat jedenfalls keine nutzbare Erfolgsstrategie daraus ableiten können.

Aufgrund der o. g. Pathophysiologie ist verständlich, warum Opiode, auch in höherer Dosis, keinen Eingang in die CPPS-Therapie gefunden haben; sie wirken nicht signifikant [88], schon gar nicht spezifisch.

7.6   Sonstige Maßnahmen

Da lange Unsicherheit und Unklarheit herrschte, was CPPS eigentlich ist, hat man verschiedene andere Therapiewege versucht. Dazu gehören auch ESWT, Akupunktur, SNS.

SNS – Sakralnervenstimulation Ist ein Weg, der vor allem bei neurogenen Blasen- und Darmfunktionsstörungen hilfreich eingesetzt werden kann. In absolut raren Sonderfällen, die der o. g. sog. Therapietrias widerstehen, kann man einen Versuch mit einer SNS machen. Der Autor hat dies ein einziges Mal in über 20 Jahren tun müssen. Ein Standardverfahren für CPPS ist SNS jedenfalls nicht [95]. Als Therapieoption wird sie aber diskutiert [87].

ESWT und Akupunktur In einer Cochrane-Studie [77] zeigten ESWT und Akupunktur eine Verbesserung der Symptomatik. Einschränkend ist allerdings anzumerken, dass die Studie von „Prostatitis-Symptomen" spricht. Low-intensity ESWT scheint in der Tat hilfreich zu sein, wie letztes Jahr gezeigt werden konnte [78, 79, 80]. Aber die psychischen Aspekte darf man darüber nie vergessen.

Bei der Akupunktur kommt es auf die Auswahl der Punkte an. Ein relativ erfolgreiches Schema findet sich bei [95]. Schmerzreduktion ist der entscheidende Effekt [81, 82]. Verschiedene Nadelungsansätze wurden untersucht, aber das beste Schema bleibt noch zu finden [83].

Andere Ansätze, wie Thermotherapie etc. [84], sind episodisch untersucht worden. Inwieweit sie mehr als Placebowirkung entfalten können, ist fraglich. Jedenfalls finden sich keine an mehreren Zentren durchgeführte Studien, die Erfolge belegen.

Zusammenfassung 8

Grundsätzlich gilt die Notwendigkeit, allen Patienten mit Empathie zu begegnen. Sowohl bei der Diagnostik als auch bei der Therapie. Ein regelmäßiges Trink- und Miktionsregime ist zusätzlich Basis jeder Therapie.

Symptomtrias

- Funktionell: Miktionsstörung mit fassbaren Befunden in Sono, Flow, Restharnmessung; begleitet von gastroenterologischen Störungen
- Psychische Störung (Fehlverhalten, aber auch Missbrauch und Vergewaltigung)
- Muskelschmerzen in Rücken, Beckenboden (Triggerpunkte!), Kiefergelenken

Therapietrias

- Osteopathie
- Biofeedbacktherapie
- Psychotherapie (zumindest explizite Empathie)

© Springer Fachmedien Wiesbaden GmbH, ein Teil von Springer Nature 2019   51
W. Merkle, *Chronischer Beckenbodenschmerz (CPPS)*, essentials,
https://doi.org/10.1007/978-3-658-26476-5_8

9.1 Frau, Ende 30

Sie war jahrelang in HNO-ärztlicher Behandlung wegen einer therapieresistenten Piepstimme. Zu mir kam sie wegen eines Harnwegsinfekts. Die Anamnese aus urologischer Sicht schien unauffällig. Jedoch: Beim Katheterisieren der Blase fiel ein zäher Widerstand im Bereich des Beckenbodens auf. Der festgestellte (banale) Harnwegsinfekt war rasch beseitigt.

Wegen der Widerstandserhöhung prüfte ich nach; in der Sonografie zeigte sich eine Blasenwandverdickung, jedoch kein signifikanter Restharn.

Die weitere, nun intensivere Nachfrage brachte zunächst kein Ergebnis. Erst nachdem ich der Patientin erläuterte, warum ich weiter fragte, brach sie in Tränen aus.

Sie war hilfloses Opfer eines Raubüberfalls gewesen. An ihrer Arbeitsstelle kam es durch rabiate Kunden immer wieder zu Übergriffen aufs Personal. Niemand kümmerte sich um die Opfer. Trotz Verlassen dieses Arbeitgebers entwickelte sich im Laufe der Zeit die Piepstimme.

Die psychische Ursache schien greifbar. Bestätigt wurde sie, als nach einiger Zeit der Psychotherapie sich die Stimme der Frau normalisierte. Somatisch erhielt sie eine Biofeedbacktherapie, die die Blasen- und Beckenbodenfunktion wieder normalisierte.

Lernerfolg: Ungewöhnliche Befund-Konstellationen nicht ignorieren, sondern nachfassen.

© Springer Fachmedien Wiesbaden GmbH, ein Teil von Springer Nature 2019   53
W. Merkle, *Chronischer Beckenbodenschmerz (CPPS),* essentials,
https://doi.org/10.1007/978-3-658-26476-5_9

9.2   Frau, Anfang 20

Sie kam in Begleitung ihres Freundes wegen therapieresistenter Harnwegsinfekte, vor allem aber wegen Schmerzen im Beckenboden beim Wasserlassen und Stuhlgang. Die Bakteriologie ergab einen STD-Infekt, der antibiotisch erfolgreich behandelt wurde (ungewöhnlicherweise war die Testung positiv, obwohl die Frau die Katheterisierung der Blase abgelehnt hatte). Die Partnertherapie wurde trotz Aufklärung verweigert, weil das Paar angab, nie miteinander Geschlechtsverkehr gehabt zu haben. Es läge eine Dyspareunie vor, hatte man ihr gesagt.

Da STD-Infekte beim Geschlechtsverkehr übertragen werden, habe ich nach anderen Partnern gefragt. Die junge Frau brach in Tränen aus und konnte sich erst nach vielen Minuten beruhigen.

Da die körperliche manuelle (!) Untersuchung weitgehend verweigert wurde, jedoch die Blasensonografie eine Wandverdickung ergeben hatte und auch eine Neigung zur Verstopfung bestand, habe ich vorsichtig weiter gefragt. Die Patientin gab an, noch nie Geschlechtsverkehr gehabt zu haben. Diese Angabe war unglaubhaft. Auf meine Nachfrage klärte sich dieser Punkt. Absichtlich durchgeführten Geschlechtsverkehr hat die Patientin in der Tat nie gehabt. Alle Sexualkontakte (!) waren Missbrauch als kleines Mädchen und Vergewaltigung als Jugendliche in sog. schwarzen Messen. Die Patientin hat also sprachlich sehr korrekt differenziert.

Die weitere psychiatrische, d. h. traumatherapeutische Abklärung ergab eine multiple Persönlichkeit von 24 (!) Unterpersönlichkeiten; so viele Täter wurden im Laufe der Zeit in stationärer und ambulanter Psychotherapie festgestellt. Auffallend und die Kommunikation mit der Patientin behindernd war ihre multiple Persönlichkeit, die sie als Folge des Missbrauchs entwickelt hatte; das führte zu zahlreichen sog. Switches der verschiedenen Unterpersönlichkeiten. Nach der Psychotherapie verschwanden die Switches, hat sich die hochintelligente junge Frau so gut entwickelt, dass sie bei ihrer Abschlussprüfung als Jahrgangsbeste abschloss. Sie hat ihr Leben trotz der schrecklichen Kindheit und Jugend weitgehend im Griff.

Die somatische Seite blieb außen vor und ist inzwischen weitgehend unauffällig. Geschlechtsverkehr wird aber weiter vermieden. Ein leichter Androgenüberschuss wurde hormonell eingestellt.

Lernerfolg: Es gibt nichts, was es nicht gibt, auch wenn es schrecklich ist. Nur durch Empathie und Geduld sowie professionelle ärztliche Arbeit kann man solchen Menschen helfen.

9.3   37 jährige Mutter mit zwei ADS-Kindern

Ein Androgenüberschuss seit der zweiten Geburt sei vorhanden. Sie habe Schmerzen beim Geschlechtsverkehr und leide unter einer „Reizblase". Sie fühle sich überfordert, leide an einem Burn-out wegen der ständigen Sorge um die Kinder und habe immer mal wieder einen Harnwegsinfekt, weswegen sie komme. Die psychologische Untersuchung ergab eine Überforderung durch die familiäre Situation. Das führte zu einer den gesamten Körper betreffenden dauerhaften und schmerzhaften Muskelanspannung. Die Patientin wurde hormonell eingestellt und bekam eine osteopathische Therapie. Psychotherapeutisch wurde sie mit einer sog. positiven Familientherapie nach Peseschkian erfolgreich behandelt.

Lernerfolg: Hinter rezidivierenden Harnwegsinfekten bei Frauen können auch „außerurologische" Ursachen stecken, die man ebenfalls differenzialdiagnostisch abklären muss.

9.4   Mann, Mitte 30

Banker, eloquent, sicheres Auftreten, aber immer wieder „Prostatitis". Die eingehende Untersuchung einschl. STD-Bakteriologie des Ejakulats war jedoch negativ. Allein der etwas unregelmäßige Uroflow und die mäßig schmerzhafte rektale Untersuchung waren auffällig. Bei differenzierter Suche zeigte sich aber, dass nicht die Prostata druckschmerzhaft war, sondern die Beckenbodenmuskulatur seitlich (!) der Prostata. Die Rückenschmerzen, die als „Verschleiß der Wirbelsäule" gedeutet worden waren (der Mann war Mitte 30 und sportlich), entstanden durch eine verspannte Rückenmuskulatur. Nach osteopathischer Therapie und einem regelmäßigen Miktionsregime (s. o.) waren alle Beschwerden beseitigt. Die angedachte Biofeedbacktherapie erübrigte sich nach Einhalten eines regelmäßigen Miktionsregimes.

Lernerfolg: „Prostatitis" ist, wenn keine positive Ejakulatkultur (auch an STD-Keime denken) nachweisbar ist, eine Verlegenheits- bzw. Fehldiagnose. Die rektale Palpation muss deshalb sorgfältig (s. o.) erfolgen, um „neben" der Prostata liegende Befunde erkennen zu können.

Was Sie aus diesem *essential* mitnehmen können

- Pathophysiologisches Verständnis des CPPS
- Diagnostische Maßnahmen
- Erfolgreiche Therapieverfahren
- Fallbeispiele und weiterführende Literatur
- Praktische Tipps

Glossar

Afferent zum Gehirn führend (betr. Nervenfasern)

Aggravation Verstärkung, hier Verschlimmerung

Analsphinkter Afterschließmuskel

Blasenwandhypertrophie Detrusorhypertrophie

C-Fasern Schmerzleitungsnervenfasern

Coloskopie Darmspiegelung

Detrusorhypertrophie Verdickter Blasenmuskel

DRE Enddarmabtastung

Dysurie Beschwerden beim Wasserlassen

Dyskoordinanter Uroflow Wasserlassstörung mit funktioneller Ursache

Dyspareunie Schmerzen beim Geschlechtsverkehr

Elevation Anhebung

Endometriose Versprengte Gebärmutterschleimhaut; periodisch schmerzhaft

Floride i. S. von akut

Labien Schamlippen

Lazy bladder „faule" Blase, d.h. eine durch jahrelange Dehnung schließlich überdehnte und nicht mehr (vollständig) entleerbare Blase

Hyperalgesie Vermehrte Schmerzempfindlichkeit

© Springer Fachmedien Wiesbaden GmbH, ein Teil von Springer Nature 2019   59
W. Merkle, *Chronischer Beckenbodenschmerz (CPPS)*, essentials,
https://doi.org/10.1007/978-3-658-26476-5

Hysterektomie Entfernung der Gebärmutter bei Krebs oder Blutungen

Interstitielle Zystitis Spezielle, schmerzhafte Form einer Blasenentzündung

Leukozyturie Weiße Blutkörperchen im Urin (nur per Mikroskop sichtbar)

Lumbosakralregion Unterer Rücken

M. Crohn Immunologische Entzündung des Enddarms

Mechanorezeptoren Rezeptoren, die die Spannung der Muskulatur ans Gehirn weiterleiten

Mikrohämaturie Rote Blutkörperchen im Urin (nur per Mikroskop sichtbar)

Miktionsstörung Störung des Wasserlassens z. B. durch Prostatavergrößerung, Fehlfunktion, Infekte, Tumore etc.

Myofaszialer Schmerz Schmerz in Bändern und Muskeln

NFκB Immunsteuerungselement bei Entzündungen und Tumoren

Neuromodulation „Nervenschrittmacher", der die Steuerung von Blase und Darm durchführen kann

Nykturie Nächtliches Wasserlassen

Palpation Abtasten mit Händen bzw. Fingern

Perineum Damm

Pollakisurie Häufiges Wasserlassen

Postmiktionell Nach dem Wasserlassen

Prostataadenom gutartige Vergrößerung der Prostata

Prostatektomie Entfernung der Prostata bei Krebs

Rektumexstirpation Entfernung des Enddarms bei Tumoren

Rektumschleimhautprolaps Vorstülpung der Darmschleimhaut

Sphinkter Schließmuskel

STD-Keime Durch Geschlechtsverkehr übertragene Bakterien

Tibialisnerv Nerv am Bein, der für Stimulationen genutzt werden kann

TRUS Transrektaler Ultraschall (z. B. der Prostata)

Ureaplasma per Geschlechtsverkehr übertragene Keime (mit immunologischen Nebenwirkungen)

Urethralsphinkter Harnröhrenschließmuskel

Urgesymptomatik heftiger, z. T. schmerzhafter Harndrang

Urodynamische Untersuchung Untersuchung der Blasenfunktion

Uroflow Messung der Harnstrahlstärke (auch Uroflowmetrie)

Urogenitaltrakt Organsystem von Nieren und Blase (sowie Prostata und Genitale)

Vaginismus Scheidenkrampt

Vulvodynie Schmerz im weiblichen Genitale (Vulva)

Wind-up Sich aufschaukeln

Literatur

1. Jarell JE, Vilos GA, Allaire C et al (2018) No. 164-cocensus guidelines for the management of chronic pelvic pain. J Obstet Gynaecol Can 40(11):e747–787
2. Levesque A, Riant T, Ploteau S et al (2018) Clinical criteria of central sensitization in chronic pelvic and perineal pain (convergences PP criteria): elaboration of a clinical evaluation tool based on formal expert consensus. Pain Med 19(10):2009–2015
3. Quaghebeur J, Wyndaele JJ, De Wachter S (2017) Pain areas and mechanosensitivity in patients with chronic pelvic pain syndrome: a controlled clinical investigation. Scand J Urol 51(5):414–419
4. Wand J, Zhang B, Jiao Y et al (2018) Involvement of prostatic interstitial cells of Cajal in inflammatory cytokines-elicited catecholamines production. Biochem Biophy Res Comm 503(2):420–427
5. Iacazio S, Foiy A, Tessier A et al (2018) Incidence of postural disorders in patients with chronic pelvic-perineal pain. Prog Urol 28(11):548–556
6. Doiron R, Nickel J (2018) Management of chronic prostatitis/chronic pelvic pain syndrome. Can Urol Assoc 12(6 Suppl 3):161–163
7. Chandler H, Ciccone D, Raphael K (2006) Localization of pain and self-reported rape in a female community sample. Pain Med 7(4):344–352
8. Drossman D, Leserman J, Nachma G et al (1990) Sexual and physical abuse in women with functional or organi gastrointestinal disorders. Ann Intern Med 113(11):828–833
9. Loving S, Thomsen T, Jaszczak P, Nrodling J (2014) Female chronic pelvic pain is highly prevalent in Denmark. Scan J Pain 5(2):93–101
10. Rodriguez L, Stephens A, Clemens J et al (2018) Symptom duration in patients with urologic chronic pelvic pain syndrome. Urology 18(3):31206–31208
11. Petikovets A, Velzi I, Hijaz A et al (2019) Comparison of voiding dysfunction phenotypes in women with interstitial cystitis/bladder pain and myofascial pelvic pain: results from the ICEPAC trial. Urology. https://doi.org/10.106/urology.2019.01.015
12. Clemens J, Stephens-Shields A, Naliboff B et al (2018) Correlates of health care seeking activities in patients with urologic chronic pelvic pain syndromes: findings from the MAPP cohort. J Urol 200(1):136–140
13. Passavanti M, Pota V, Sansone P et al (2017) Chronic pelvic pain: assessment, evaluation and objectivation. Pain Res Treat. https://doi.org/10.1155/2017/9472925

14. Lee K, Cho I (2017) Chronic prostatitis/chronic pelvic pain syndrome in adolescent compared with that in young adults. Inbvest Clin Urol 58(4):267–270
15. Grundy L, Briedley S (2017) Cross-organ sensitization between the colon and bladder: to pee or not to pee? Am J Pgysiol Gastrointest Liver Physiol 314(3):G301–308
16. Johnson C, Makai G (2018) Fibromyalgia and irritable bowel syndrome in female pelvic pain. Semin Reprod Med 36(2):136–142
17. Singh P, Seo Y, Ballou S et al (2019) Pelvic floor symptom related distress in chronic constipation correlates with a diagnosis of iirritable bowel syndrome with constipatin and constipation severity but not pelvic floor dyssnergia. J Neurogastroenterol Motil 25(1):129–131
18. Mayer K (2019) Ursache im Kopf-Folgen im Bauch? Krankenkasse sieht schwerwiegende Defizite bei der Reizdarmbehandlung. https://deutsch.medscape.com/artikelansicht/4907694
19. Brünahl C, Dybowski C, Albrecht R et al (2017) Mental disorders in patients with chronic pelvic pain syndrome (CPPS). J Psychosom Res 98:19–26
20. Anderson R, Wise D, Nathanson B (2018) Chronic prostatitis and/or chronic pelvic pain as a psychoneuromuscular disorder – a meta-analysis. Urology 120:23–29
21. Wood N, Quershi A, Mughal F (2017) Positioning, telling and performing a male illness: chronic prostatitis/chronic pelvic pain syndrome. Br J Health Psychol 22(4):904–919
22. Klotz S, Ketels G, Löwe B, Brünahl C (2018) Myofascial findings an psychopathological factors in patient with chronic prlvic pin syndrome. https://doi.org/10.1093/pm/pny097
23. Cichowski S, Rogers R, Clark e et al (2017) Military sexual trauma in female veterans is associated with chronic pain conditions. Mil Med 182(9):e1895–e1899
24. Sutcliffe S, Jamielita T, Lai H et al (2018) A case-crossover study o urological chronic pelvic pain syndrome flare trigger in the MAPP research network. J Urol 199(5):1245–1251
25. Fuentes I, Christianson J (2018) The influence of early life experience on visceral pain. Front Syst Neurosci 26(12):2
26. Hosler G, Doiron R, Tolis V, Nickel J (2018) The x-y-factor: females and males with urological chronic pelvic pain syndrome present distinct clinical phenotypes. Can Urol Assoc 12(9):e270–e275
27. Schrepf A, Naliboff G, Williams D et al (2018) Adverse childhood experiences and symptoms of urologic chronic pain syndrome: a multidisciplinary approach to rhe study of chronic pelvic pain research network study. Ann Behav Med 52(10):865877
28. Dybowski C, Löwe B, Brünahl C (2018) Predictors of pain, urinary symptoms and quality of life in patients with chronic pelvic pain syndrome (CPPS): a prospective 12-moth follow-up study. J Psychosom Res 112:99–106
29. Doiron R, Tripp D, Toplls V, Nickel J (2018) The evolving clinical picture of chronic prostatitis/chronic pelvic pain syndrome (CP/CPPS): a look at 310 patients over 16 years. Can Urol Assoc J 12(6):196–202
30. Zermann D, Ishigooka M, Doggweiler R, Schmidt R (1998) Postoperative chronic pain and bladder dysfunction: wind-up and neuronal plasticity. Do we need a more neurourological approach in pelvic surgery? J Urol 7:102–105
31. Nygaar A, Stedenfeldt M, Øian P, Haugstad G (2019) Characteristics of women with chronic pelvic pain referred to physiotherapy treatment after mustidisciplinary assessment: a cross-sectional study. Scand J Pain. https://doi.org/10.1515/sjpain-2018-0308

32. Grinberg K, Cranot M, Lowenstein L et al (2018) Negative illess perceptions are associated with a pronociceptive modulation profile and augmented pelvic pain. Clin J Pain 34(2):1141–1148

33. Park J, Jin M, Hong C (2018) Neurologic mechanisms underlying voiding dysfunction due to prostatitis in a rat model of nonbacterial prostatic inflammation. Int Neurourol J 22(2):90–98

34. Hunter C, Yang A (2019) Dorsal root ganglion stimulation for chronic pelvic pain. Neuromodulation 22(1):87–95

35. Roy H, Offiah I, Dua A (2018) Neuromodulation for pelvic and urogenital pain. Brain Sci 8(10):E180

36. Kozma B, Majoros A, Pytel A et al (2018) Efficacy of the percutaneous tibial nerve stimulation in the treatment of lower urinary tract symptoms. Orv Hetil 159(43):1735–1740

37. Woodworth D, Dagher A Curatolo A et al (2018) Changes in brain white matter structure are associated with urine proteins in urologic chronic pelvic pain syndrome (UCPPS): a MAPP Network study. PLoS One 13(12):e0206807

38. Clemens J, Mullins C, Ackerman A et al (2018) Urologic chronic pelvic pain syndrome: insights from the MAPP research network. Nat Rev Urol. https://doi.org/10.1038/s1585-018-0135-5

39. Lin Y, Bai Y, Liu P et al (2017) Alterations in regional homogeneity of resting-state cerebral activity in patient with chronic prostatitis/chronic pelvic pain syndrome. PLoS one 12(9):d0184896

40. Gyo Y, Zhang R, Chang H, Rodriguez L (2018) The role of C-fibers in the development of chronic psychological stress induced enhanced bladder sensations and nociceptive responses: a multidisciplinary approach to the study of urologic pelvic pain syndrome (MAPP) research network study. Neurourol Urodyn 37(2):673–680

41. Weisstanner C, Mrodasini L, Thalmann G et al (2017) Therapy-related longitudinal brain perfusion changes in patients with chronic pelvic pain syndrome. Swiss Med Wkly 147:W144454

42. Arda E, Cakioglu B, Akdenizz E et al (2018) Correlation of ultrasonically determined bladder wall thickness and prostatic calcification with the urinary, psychosocial dysfunction, organ specific, infection and neurological/systemic symptoms and tenderness scoring system. Urology 124:218–222 (S0090-4295(18)2'31261-5)

43. Farmer M et al (2011) Brain functional and anatomical changes in chronic prostatitis/chronic pelvic pain syndrome. J Urol 186:117–124

44. Jordan J, Barde B, Zeiher A (2001) Psychokardiologie heute. Herz 26(5):335–343

45. Shoskes D, Prots D, Karns J et al (2011) Greater endothelial dysfunction and arterial stiffness in men with chronic prostatitis/chronic pelvic pain syndrome – a possible link to cardiovascular disease. J Urol 186(3):907–910

46. Marx S et al (2009) Chronische Prostatitis/chronisches Beckenschmerzsyndrom. Der Urologe 11:1399–1445

47. EAU Guideline on Chronic pelvic pain. Update March 2017

48. Shoskes D (2009) Clinical phenotyping in chronic prostatitis/chronic pelvic pain syndrome and interstitial castits. A management strategy for urologic pelvic pain syndromes. www.medscape.viewarticle/703468

49. Chiarioni G et al (2010) Biofeedback is superior to electrogalvanic stimulation and massage for treatment of levator syndrome. Gastroenterology 138:1321
50. Marx S (2017) Chronic pelvic pain syndrome: treatment options using osteopathy. Urologe A 56(8):1008–1016
51. Gry R, Kasper K (2018) Osteopathic manipulative treatment as a novel way to manage postvasectomy pain syndrome. J Am Osteopath Assoc. https://doi.org/10.7556&-jaca.2018.162
52. Berghmans B (2018) Physiotherapy for pelvic pains and females sexual dysfunction: an untapped resource. Int Urogynecol J 29(5):631–638
53. Loving S, Nordling J, Jaszczak P, Thomsen T (2012) Does evidence support physiotherapy management of adult female chronic pelvic pain? A systematic review. Scand J Pain 3(2):70–81
54. Klotz S, Ketels G, Richardsen B et al (2018) Physiotherapeutic assessment of chronic pelvic pains syndrome. Schmerz 32(2):188–194
55. Yang C, Miller J, Omidpanah A, Krieger J (2018) Physical examination form men and women with urologic chronic pelvic pain syndrome: a MAPP network study. Urology 116:23–29
56. Tadros N, Shah A, Shoskes D (2017) Utility of trigger point injection as an adjunct to physical therapy in men with chronic prostatitis/chronic pelvic pain syndrome. Transl Androl Urol 6(3):534–537
57. Clemens J, Nadler R, Schaeffer A et al (2000) Biofeedback, pelvic floor re-education and bladder training for male chronic pelvic pain syndrome. Urology 56(6):951–955
58. Cornel E, van Haarst E, Schaarsberg R, Geels J (2005) The effect of biofeedback physical therapy in men with chronic pelvic pain syndrome type III. Eur Urol 47(5):607–611
59. Ye Z, Cai D, Lan R et al (2003) Biofeedback therapy for chronic pelvic pain syndrome. Asian J Androl 5(2):155–158
60. Masterson T, Masterson J, Azzinaro J et al (2017) Comprehensive pelvic floor physical therapy program for men with idiopathic chronic pelvic pain syndrome. Transl Adrol Urol 6(5):910–915
61. Yang Z, Zu X, Song L, Liu T (2011) Combination therapy of biofeedback with electrical stimulation for chronic prostatitis/chronic pelvic pain syndrome. Zhonghua Nan Ke Xue 17(7):611–614
62. Wang J, Liang K, Sun H et al (2018) Psychotherapy combined with drug therapy in patients with category III chronic prostatitis/chronic pelvic pain syndrome: a randomizes controlled trial. Int J Urol 25(8):710–715
63. Smorgick N, As-Sanie S (2018) Pelvic pain in adolescents. Semin Reprod Med 36(2):116–122
64. Brünahl C, Klotz S, Dybowski C et al (2018) Combined cognitive-behavioural and physiotherapeutic therapy for patient with chronic pelvic pain syndrome (Combi-CPPS): study protocol for a controlled feasibility trial. Trials 19(1):20
65. Hohenfellner U (2019) Psychosomatic urology: how to treat chronic urologic diseases. Akt Urol. https://doi.org/10.1055/a-0834-5989
66. Pascali M, Matera E, Craig F et al (2018) Cognitive emotional and behavioral profile in children an adolescents with chronic pain associated with rheumatic diseases: a case-control study. Clin Child Psychol Psychiatry. https://doi.org/10.1177/1359104518805800

67. Capodice J, Bemia D, Buttyan R et al (2005) Complementary and alternative medicine for chronic prostatitis/chronic pelvic pain syndrome. Evid-Based Complement Altern Med 2(4):495–501

68. Abdel-Meguid T, Mosli H, Farsi H et al (2018) Treatment of refractory category III nonbacterial chronic prostatitis/chronic pelvic pain syndrome with intraprostatic injection of onabotulinumtoxin A: a prospective controlled study. Can J Urol 25(2):9273–9280

69. Safarpour Y, Jabbari B (2018) Botulinum toxin treatment of pain syndromes – an evidence bases review. Toxicon 147:120–128

70. Morgia G, Russo G, Urzi D et al (2017) A phase Ii randomized single-blinded placebo-controlled clinical trial on the efficacy of curcumins and calendula suppositories for the treatment of patients with chronic prostatitis/chronic pelvic pain syndrome type III. Arch Ital Urol Androl 89(2):110–113

71. Bi B, Shan L, Zhou D (2018) Combined use of duloxetine an olanzapine in the treatment of urologic chronic pelvic pain syndromes refractory to conventional treatment: a case report. Clin Psychopharmacol Neurosci 16(1):1

72. Cakici O, Hamidi N, Ürer E et al (2016) Efficacy of sertraline and gabapentin in the treatment of urethral pain syndrome: retrospective results of a single institutional cohort. Cent European J Urol 71(1):78–83

73. Maurizi A, De Luca F, Zanghi A et al (2019) The role of nutraceutical medications in men with non bacterial chronic prostatitis and chronic pelvic pains syndrome: a prospective non blinded study utilizing flower pollen extracts versus bioflavonoids. Arhc Ital Urol Androl 90(4):260–264

74. Macchinne N, Bernardini P, Piacentini I et al (2018) Flower pollen extract in association with vitamins (Deprox 500®) versus Seronea repens in chronic prostatitis/chronic pelvic pain syndrome: a comparative analysis of two different treatments. Antiinflamm Antiallergy Agents Med Chem https://doi.org/10.2174/1871523018666181128164252

75. Benelli A, Ariani S, Varva V et al (2018) Once-diyily 5 mg tadalafil oral treatment for patients with chronic prostatitis/chronic pelvic pain syndrome. Ther Adv Aurol 10(12):377–381

76. Anderson R, Wise D, Nathanson B (2018) Chronic prostatitis and/or chronic pelvic pain as a psychoneuromuscular disorder- a meta analysis. Urology 120:23–29

77. Franco J, Turk T, Jung J et al. (2018) Non-pharmacolocial interventions for treating chronic prostatitis/chronic pelvic pain syndrome. Chochrane Database Syst Rev 12.5 (CD012551)

78. Guu W, Geng J, Chao I et al (2018) Efficacy of low-intensity extracorporal shock wave therapy on men with chronic pelvic pain syndrome refractory to 3-As therapy. Am J Mens Health 12(2):441–452

79. Cervigni M, Onest E, Ceccanti M et al (2018) Repetitive transcranial magnetic stimulation for chronic neuropathic pain in patients with bladder pain syndrome/interstitial cystitis. Neurourol Urodyn 37(8):2676–2687

80. Salama A, Abouelnaga W (2018) Effect of radial shock wave on chronic pelvic pain syndrome/chronic prostatitis. J Phys Ther Sci 30(9):1145–1149

81. Qin Z, Liu Y, Zhou K et al (2017) Acupuncture for chronic prostatitis/chronic pelvic pain syndrome: study protocol for al randomized controlled trial. Trials 18(1):616

82. Mitidieri A, Gurian M, da Silva A et al (2017) Effect of acupuncture on chronic pelvic pain secondary to abdominal myofascial syndrome not responsive to local anesthetic block: a pilot study. Med Acupunt 23(6):397–404

83. Zhou J, LiuY Li Ca, Liu Z (2018) Comparison of 3 assessment modes of acupuncture effect on patients with chronic prostatitis/chronic pelvic pain syndrome: a study protocol for a randomized controlled trial. Medicine (Baltimore) 97(42):e12887

84. Franco J, Turk T, Jung J et al (2018) Non-pharmacolocical interventions for treating chronic prostatitis/chronic pelvic pain syndrome. Chochrane Database Syst Rev 26(1):CD012551

85. Schaeffer E (2017) Re: prevalence of sexual dysfunction in men with chronic prostatitis/chronic pelvic pain syndrome: a Meta analysis. J Urol 198(6):1190

86. Gerhant A, Dziwota E, Perzysnska-Starkiewicz A et al (2017) Volvodynia and depression – a case study. Psychiatr Pol 51(5):937–952

87. Hunter C, Stovall B, Chen G et al (2018) Anatomy, pathophysiology and interventional therapies for chronic pelvic pain: a review. Pain Physician 21(2):147–167

88. Fishbain D, Pulikal A (2018) Does opioid tapering in chronic pain patients result in improved pain of same pain vs. increase in a taper completion? A structured evidence-based systemic review. Pain Med https://doi.org/10.1093/pm/pny231

89. Tsai M, Kao L, Lin H et al (2017) Chronic prostatitis/chronic pelvic pain syndrome is associated with previous colonoscopy. Can Urol Assoc 11(9):E367–E371

90. Briganti F, Falla J, Roumeguere T (2018) Chronic pelvic pain syndrome and Crohn's disease: a dangerous association. Rev Med Burx 39(3):175–177

91. Buhner S, Hahne H, Hartwig K et al (2019) Protease signaling through protease activated receptor 1 mediate nerve activation by mucosal supernatants from irritable bowel syndrome but not from ulcerative colitis patients. https://journals.plos.org/article?id=10.1371/journal.pone.0193943

92. Brodmerkel A (2019) Hypnose gegen Reizdarm: Studie bestätigt monatelange Wirkung – zumindest auf subjektive Beschwerden. https://deutsch.medscape.com/artikelansicht/4907512_print

93. Zermann D, Ishigooka M, Schmidt R (1999) Neurourological insights into the etiology of genitourinary pain in men. J Urol 161(3):903–908

94. Nadler R (2002) Bladder training biofeedback and pelvic floor myalgia. Urology 60(6):42–43

95. Chen G, Xiang J, Ouvang L et al (2016) Acupuncture combined with western medicine for CP/CPPS: A randomized controlled trial. Zhongguo Zhen Jiu 36(12):1247–1251

96. Merkle W (2003) Der chronische Beckenbodenschmerz aus der Sicht der Urologie. In: Merkle W (Hrsg) Der chronische Beckenbodenschmerz. Steinkopff, Darmstadt, S 9–25

97. Merkle W (1997) Physiologie und Pathophysiologie der Miktion. In: Jost W (Hrsg) Neurologie des Beckenbodens. Chapman & Hall, Weinheim, S 39–58

Printed in the United States
By Bookmasters